UM GUIA PARA A SAÚDE

MAHATMA GANDHI

UM GUIA PARA A SAÚDE

O Homem, a Natureza e a
Sabedoria do Bem Viver

Tradução Myriam Campello

OCT🎗AVO

São Paulo
2019

Um guia para a saúde
Mahatma Gandhi
©2019 desta edição, Editora Octavo

Editor
Isildo de Paula Souza

Tradução
Myriam Campello

Revisão
Marcelo Carpinetti
Patrícia Weiss

Projeto gráfico e capa
Casa de Ideias

Título em inglês: A *Guide to Health*. Traduzido do hindi por A. Rama Iyer, M.A., 1921, S. Ganesan, Editor, Triplicane, Madras, Índia

Grafia atualizada conforme o Novo Acordo Ortográfico da Língua Portuguesa.

DADOS INTERNACIONAIS DE CATALOGAÇÃO NA PUBLICAÇÃO (CIP)
(CÂMARA BRASILEIRA DO LIVRO, SP, BRASIL)

Gandhi, Mahatma, 1869-1948.

Um guia para a saúde : o homem, a natureza e a sabedoria do bem viver / Mahatma Gandhi ; tradução Myriam Campello. – São Paulo : Octavo, 2019.

Título original: A guide to health.
ISBN 978-85-63739-59-9

1. Hinduísmo – Doutrinas 2. Saúde – Aspectos religiosos 3. Vida espiritual – Hinduísmo I. Título.

19-27199   17-08052CDD: 183.1

Índice para catálogo sistemático:
1. Espiritualidade : Hinduísmo 294.54

Iolanda Rodrigues Biode – Bibliotecária – CRB-8/10014

[2019]
Todos os direitos desta edição reservados à:
EDITORA OCTAVO Ltda.
editora@octavo.com.br
www.octavo.com.br

SUMÁRIO

APRESENTAÇÃO 7
NOTA DO TRADUTOR 12
INTRODUÇÃO 14

PARTE I: GERAL
Capítulo 1. O significado da saúde 21
Capítulo 2. O corpo humano 23
Capítulo 3. Ar 26
Capítulo 4. Água 33
Capítulo 5. Comida 37
Capítulo 6. Quanto e quantas vezes devemos comer? 55
Capítulo 7. Exercício 59
Capítulo 8. Roupa 64
Capítulo 9. Relações sexuais 68

PARTE II: ALGUNS TRATAMENTOS SIMPLES
Capítulo 10. Tratamento de ar 79
Capítulo 11. Cura pela água 82
Capítulo 12. O uso da terra 89
Capítulo 13. A febre e sua cura 92
Capítulo 14. Prisão de ventre, disenteria, cólicas e hemorroidas 95
Capítulo 15. Doenças contagiosas: varíola 98
Capítulo 16. Outras doenças contagiosas 105
Capítulo 17. Maternidade e parto 109
Capítulo 18. Os cuidados com a criança 113
Capítulo 19. Alguns acidentes: Afogamento 119
Capítulo 20. Alguns acidentes: Queimaduras e escaldaduras 121
Capítulo 21. Alguns acidentes: Picada de cobra 123
Capítulo 22. Alguns acidentes: Picada de escorpião etc. 130
Conclusão 132

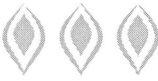

APRESENTAÇÃO

"Este livro foi escrito impulsionado pelos motivos mais puros. E também nem tanto para mostrar como curar doenças, mas sim, enfatizar os meios de preveni-las." Com essas palavras, Mahatma Gandhi sintetiza o que teremos nesta obra, escrita há mais de cem anos, e tão atual nos dias de hoje.

Filho de pais hindus, Mohandas K. Gandhi nasceu em 2 de outubro de 1869 no estado de Gujerat, no Oeste da Índia. Casou-se aos 13 anos e, em 1888, foi estudar direito em Londres, voltando à sua terra natal em 1891 já formado advogado. Durante o período que viveu na África do Sul, onde foi a trabalho, desenvolveu as ideias do Satyagraha – a força da verdade –, seu credo de resistência passiva contra a injustiça.

Em 1904, fundou o jornal semanal *Indian Opinion*, escrito em inglês e gujarati, no qual publicou regularmente artigos sobre dietética que, mais tarde, foram reunidos no livro A *Guide to Health* (cuja tradução para o português chega agora até nós). Em 1915, volta à Índia com a esposa e os filhos e logo assume a liderança no movimento que, em 1947, conseguiria a independência de seu país, libertando-o definitivamente do império inglês.

Nos dias finais de sua vida, Gandhi jejuou até a beira da morte pela paz entre muçulmanos e hindus. Em janeiro de 1948, aos 79 anos, foi morto no momento em que saía para fazer suas orações.

Mahatma Gandhi foi uma inspiração para defensores de direitos civis como Martin Luther King Jr. e Nelson Mandela, e continuará sendo inspiração para nós e nossas futuras gerações.

"O único sistema de tratamento consistente é o que tenta remover a causa básica da doença por meio de uma estrita obediência às leis fundamentais da saúde."

Um guia para a saúde foi escrito por Mahatma Gandhi a partir de suas observações, leituras e experiências práticas. Esse texto continua trazendo muitos ensinamentos para os dias atuais, fazendo-nos refletir sobre a importância de cada um conhecer seu próprio corpo para obter uma saúde melhor.

Quem nunca ouviu a frase "melhor prevenir do que remediar"? Essa frase se aplica muito bem aos ensinamentos que teremos aqui, orientando-nos como cuidar de nossa saúde de maneira mais natural, que é o que tantos de nós buscamos nos dias de hoje. Gandhi insiste na importância de observarmos a natureza e conhecermos o nosso corpo, o funcionamento dos nossos órgãos, dos músculos e da circulação sanguínea, entendendo como o nosso sangue se torna "impuro" e como também nossos pensamentos afetam nossa saúde.

"Um mau pensamento é também um indício de doença. Assim, devemos guardar-nos dos maus pensamentos."

Gandhi afirma que não existe nada tão conectado a nós quanto o nosso corpo e sobre o qual poucos de nós sabemos. Ele é composto de cinco elementos (terra, água, ar, fogo e éter) e esses elementos devem estar em equilíbrio. Por isso, a importância de uma alimentação controlada, respiração pelas narinas e exercícios físicos.

Nos dias de hoje, observamos muitas pessoas optando por um tratamento mais natural para a saúde, não só voltado para a alimentação, mas buscando também exercícios físicos, ioga e meditação. Pois a *ayurveda* (medicina tradicional indiana) engloba todas essas práticas, ensinando-nos a conhecer os nossos limites para que cuidemos melhor de nossa saúde, libertando-nos de enfermidades.

Mahatma Gandhi fala sobre a poluição do ar e da água – questão que ainda hoje tanto nos preocupa –, defendendo serem indispensáveis para uma boa saúde a inalação de ar puro, tanto quanto a ingestão de água e comida limpas. Desde aqueles tempos, Gandhi já dizia que deveríamos ir regularmente ao campo para respirar ar puro. Quem vive nas grandes cidades sabe o bem-estar que se sente quando se tem a oportunidade de ir ao campo; tem-se a sensação de energia renovada, deixando claro que o ar, um elemento grátis, deixa de sê-lo se precisamos sair de onde estamos para encontrá-lo puro.

Quanto à comida, o autor nos orienta que deveríamos controlar nosso apetite, comendo apenas para preservar a saúde, não mais do que isso, fazendo-nos refletir sobre as muitas vezes que comemos sem prestar atenção em nossas necessidades verdadeiras. No livro, dois capítulos foram dedicados a esse assunto, nos quais se discutem temas como o jejum, o trigo e o leite e quantas refeições deveríamos fazer por dia, esclarecendo muitas dúvidas que temos ainda hoje.

※ ※ ※

"Caminhar é considerado o rei de todos os exercícios."

Minha surpresa foi ter encontrado nestas páginas um capítulo inteiro sobre a importância dos exercícios físicos e mentais, e nelas ser dito que são tão vitais quanto o ar, a água e a comida. Nesse capítulo, ao afirmar que, apesar de sua importância, nosso trabalho não deveria ser exclusivamente físico ou mental, Gandhi novamente nos faz refletir sobre a questão do equilíbrio no nosso dia a dia.

Ele explica como usar a roupa adequada para o clima, pois isso também pode influenciar em nossa saúde, visto que nossa pele precisa de ar. Gandhi indaga: "Como podemos esquecer o propósito principal da vestimenta".

Concluindo a primeira parte do livro, Mahatma Gandhi, baseando-se em sua experiência pessoal, dedicou um capítulo para falar sobre questões envolvendo relações sexuais e sua influência em nossa saúde.

❖❖❖

A segunda parte do livro foi dedicada a nos orientar como tratar de maneira simples algumas doenças, além de nos deixar uma grande contribuição sobre a maternidade, o parto e os cuidados com a criança. Afinal, quantas dúvidas temos ao educar nossos filhos nesse mundo de hoje, no qual pais trabalham fora e os filhos passam o dia na escola. Mahatma Gandhi instiga nossa reflexão sobre esse assunto afirmando que "é uma tolice pensar que um caráter nobre pode ser obtido para os filhos meramente enviando--os para a escola".

Ler essa obra tão antiga é mergulhar e se diluir nas palavras de um dos pensadores mais importantes do século XX, encontrando todo amor que ele nos deixou em seus ensinamentos. O autor finaliza o livro se perguntando por que ele, dentre todas as pessoas, deveria escrevê-lo? Hoje, passado um século, temos a resposta.

A humanidade jamais esquecerá Mahatma Gandhi. Apoiando--se em conceitos como "amor e verdade são as duas faces da medalha", um de seus motes preferidos, ele estabeleceu um padrão de exemplo humano com sua devoção à causa da paz, sempre em busca da verdade. Acredito que mesmo passado um século, seus esforços para escrever esta obra serão de grande contribuição para nossas vidas. Como leitora, peguei-me várias vezes pensando na simplicidade com a qual Mahatma Gandhi escrevia e como ensinamentos tão antigos desse grande homem – Mahatma, grande Alma – puderam chegar às nossas mãos nos dias de hoje.

É certo que o presente livro é um guia sobre saúde; mas, para além disso, e antes de mais nada, é um texto escrito por Mahatma Gandhi. Coloco aqui minha gratidão a todos que trabalharam para que ele pudesse acontecer.

Namastê
ANA CUNHA LA CALLE

NOTA DO TRADUTOR

Atualmente,[1] quando o nome de Mahatma Gandhi se identifica à importante questão da não-cooperação, é possível que a maioria dos leitores se surpreenda ante a ideia de ele ser também uma autoridade nas questões de saúde e doença. Talvez, poucos saibam que ele é autor de um livrinho bastante original sobre a saúde escrito em gujarati. Os que o encaram como um idealista sonhador ou um visionário pouco prático, com a cabeça sempre nas nuvens, certamente não se sentirão enganados ao lerem este livro de ponta a ponta, com observações práticas sobre as mais radicais questões da saúde. Claro, sua visão é radicalmente diferente das opiniões comuns que permeiam textos desse tipo. Em muitos casos, na verdade, suas doutrinas são revolucionárias, e sem dúvida, serão encaradas por certa categoria de leitores como totalmente impraticáveis. Contudo, até suas doutrinas mais revolucionárias não se baseiam nas areias movediças da mera teoria, mas sim, nos fundamentos sólidos de um profundo estudo, apoiado numa experiência pessoal de quase trinta anos. O próprio Mahatma Gandhi reconhece que o leitor comum terá dificuldade em aceitar algumas de suas opiniões, mas um severo sentido de dever o impeliu a tornar públicas suas convicções após tanto estudo e experiência. Pelo menos, alguns dos que lerem este livro serão profundamente influenciados por ele. Foi o que aconteceu comigo. Aventurei-me a traduzir o texto para o inglês na esperança de que outros também possam se beneficiar dele.

---

[1] N.T.: 1921.

Não sou, porém, um especialista em gujarati, a língua na qual o original foi escrito. Em vez disso, usei uma versão do livro em hindi, das duas que existem. Devo sublinhar também que não procurei fazer uma tradução literal ou fechada, mas uma interpretação livre para o inglês. Em alguns casos, trechos inteiros foram omitidos. Ocasionalmente, apenas o sentido geral de uma passagem foi conservado. Espero, porém, que não haja no texto exemplo algum de má interpretação das palavras originais.

A. RAMA IYER, NATIONAL COLLEGE, TRICHINOPOLY.

JULHO DE 1921

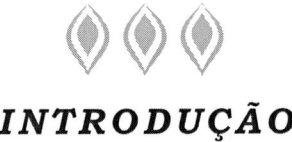

INTRODUÇÃO

Há mais de vinte anos presto uma atenção especial à questão da saúde. Enquanto estava na Inglaterra, tive que tomar minhas próprias providências quanto à comida e bebida, podendo dizer assim que minha experiência é confiável. Cheguei a certas conclusões definitivas tiradas dessa experiência, e as escrevo agora para benefício dos meus leitores.

Segundo o conhecido ditado, "é melhor prevenir do que remediar", é muito mais fácil e seguro prevenir a doença pela observação das leis da saúde do que curar a doença causada por nosso próprio descuido e ignorância. Por isso, o dever de todos os homens conscientes é entender corretamente as leis da saúde, sendo o objetivo das páginas que se seguem o de fazer um registro de tais leis. Consideraremos também os melhores métodos de cura para algumas doenças mais comuns.

Como diz o poeta inglês John Milton, a mente pode fazer um inferno do céu ou um céu do inferno. Assim, o céu não está em algum lugar acima das nuvens nem o inferno em algum ponto sob a Terra. Essa mesma ideia foi expressada num ditado sânscrito: "*Mana êva Manushayanâm Kâranam Bandha Mokshayoh*" (o cativeiro ou a liberdade do homem depende de seu estado mental). Disso se segue que ser um homem saudável ou não depende dele próprio. A doença não é o resultado apenas de nossas ações, mas também de nossos pensamentos. Como disse um médico famoso, morre mais gente por medo de doenças como varíola, cólera e peste bubônica do que das próprias doenças.

A ignorância é uma das causas principais da doença. Geralmente, ficamos perturbados com as enfermidades mais comuns e, ansiosos para melhorar, tornamos as coisas piores. Nossa ignorância sobre as leis mais elementares da saúde nos leva a adotar remédios errados ou nos impele para as mãos de verdadeiros charlatões. Como é estranho – e, no entanto, tão verdadeiro – que conheçamos muito menos sobre coisas próximas do que sobre as distantes. Raramente sabemos de algo sobre nossa própria aldeia, mas podemos citar nomes de rios e montanhas da Inglaterra! Nos esforçamos tanto para aprender os nomes das estrelas, mas raramente achamos valer a pena saber de coisas que estão em nossas próprias casas. Não damos a mínima para o esplêndido espetáculo da natureza ante nossos olhos, embora fiquemos ansiosos para testemunhar as pueris momices do teatro! Da mesma forma, não nos envergonhamos de nossa ignorância sobre a estrutura do corpo, de não saber como ossos e músculos crescem, como o sangue circula e se torna impuro, como somos afetados por paixões e pensamentos ruins, como a mente viaja por espaços e tempos ilimitados enquanto o corpo repousa, e assim por diante. Não há nada tão estreitamente conectado a nós quanto o corpo, e talvez não haja nada sobre a qual nossa ignorância seja tão profunda, ou nossa indiferença tão completa.

É uma obrigação de todos superar essa indiferença. Todo mundo devia encarar como um dever conhecer algo sobre os fatos fundamentais do corpo humano. Na verdade, esse tipo de conhecimento devia ser compulsório nas escolas. Atualmente, não sabemos lidar com ferimentos e escaldaduras mais comuns; ficamos desamparados se pisamos num espinho; a picada de uma cobra comum nos descontrola de medo e preocupação! De fato, se considerarmos a profundidade de nossa ignorância em tais questões, temos que abaixar a cabeça de vergonha. Dizer que não se espera que o homem comum conheça tais coisas é simplesmente absurdo. As páginas seguintes são destinadas aos que querem aprender.

Os fatos que mencionei já foram ditos antes. Contudo, meus leitores encontrarão aqui, de modo resumido, a substância de vários livros sobre o assunto. Cheguei às minhas conclusões depois de estudar esses livros, e após uma série de cuidadosas experiências. Além disso, os que são novos na questão serão poupados da confusão ante as opiniões conflitantes dos diferentes livros. Por exemplo, um dos autores diz que, em certas circunstâncias, deve-se usar água quente; outro, exatamente nas mesmas circunstâncias, afirma que deve-se usar água fria. Tais conflitos de opiniões foram examinados cuidadosamente por mim: os leitores podem ficar tranquilos quanto à confiabilidade de minhas próprias opiniões.

Atualmente, temos o hábito de chamar um médico para as doenças mais triviais. Onde não há um médico comum disponível, aconselhamo-nos com meros charlatões, na ilusão fatal de que nenhuma doença possa ser curada sem medicina. Isso tem causado mais problemas à humanidade do que qualquer outro mal. É necessário, claro, que nossas doenças sejam curadas, mas estas não podem sê-lo com remédios. Não somente remédios são inúteis como, às vezes, mostram-se simplesmente prejudiciais. Para um homem doente, tomar drogas e remédios seria tão tolo quanto encobrir a sujeira acumulada no interior de uma casa. Quanto mais a encobrimos, mais rapidamente a putrefação se instala. Acontece o mesmo com o corpo humano. A doença ou enfermidade é apenas um aviso da natureza de que a sujeira se acumulou em uma ou outra parte do corpo. E sem dúvida, seria inteligente permitir que a natureza remova a sujeira, em vez de encobri-la com a ajuda de remédios. Os que tomam remédios estão, na realidade, tornando a tarefa da natureza duplamente difícil. Por outro lado, é bem fácil ajudarmos a natureza em sua tarefa, lembrando certos princípios elementares: jejuando, por exemplo, para que a sujeira não se acumule mais, e por exercícios vigorosos ao ar livre, para que parte da sujeira possa ser eliminada em forma de transpiração. O absolutamente necessário é manter nossas mentes sob controle.

Descobrimos através da experiência que, quando um frasco de remédios entra numa casa, jamais sai, e ainda atrai outros remédios em seu rastro. Vemos inúmeros indivíduos afligidos a vida inteira por uma ou outra doença, apesar de sua patética devoção aos remédios. Hoje se tratam com um determinado médico, amanhã com outro. Passam a vida toda na busca fútil de médicos sucessivos que os curem de vez. Como disse o falecido juiz Stephen (que esteve por algum tempo na Índia), causa perplexidade que substâncias de que se conhece tão pouco sejam aplicadas por médicos a corpos que eles conhecem menos ainda! Alguns dos maiores médicos do Ocidente sustentam agora essa opinião. Sir Astley Cooper, por exemplo, admite que a *ciência* da medicina é composta, na maior parte, de palpites. O doutor Baker e o doutor Frank afirmam que morre mais gente por causa dos remédios do que das doenças. E o doutor Masongood chega a dizer que os seres humanos foram mais vitimados pela medicina do que pelas guerras, fomes e pestes combinadas!

A experiência também nos mostra que as doenças aumentam em proporção ao aumento do número de médicos num determinado lugar. A demanda por remédios tem se tornado tão difundida que até jornais ordinários recebem anúncios de remédios no mínimo enganadores. Um livro recente sobre remédios patenteados nos diz que o sal de fruta e os xaropes custam aos seus fabricantes uma fração mínima do que pagamos por eles. Não é de surpreender, portanto, que suas composições sejam escrupulosamente mantidas em segredo.

Assim, afirmamos aos nossos leitores que não há absolutamente nenhuma necessidade de procurar ajuda médica. No entanto, para os que não desejarem boicotar totalmente médicos e remédios, diremos: "tanto quanto possível, reveste tua própria alma de paciência e não perturbes os médicos. Se obrigado a buscar a ajuda de um, certifica-te de que ele seja um bom homem; então siga estritamente suas orientações, e não busques outro médico, a menos que seja a conselho do primeiro. Mas lembra-te acima de tudo que curar tua doença não está, primordialmente, nas mãos de médico nenhum".

M. K. Gandhi

Parte I
GERAL

CAPÍTULO 1

O SIGNIFICADO DA SAÚDE

Comumente, é considerado saudável quem come bem, locomove-se e não recorre a médicos. Uma pequena reflexão, contudo, nos mostrará que não é assim. Há muitos casos de pessoas que comem bem, movem-se com liberdade e, apesar disso, estão adoecendo; têm a ilusão de que estão com saúde simplesmente porque são indiferentes demais para refletir sobre a questão.

Na verdade, é muito raro existirem pessoas totalmente saudáveis no mundo. Como já foi dito corretamente, só alguém com mente sólida e um corpo sólido pode ser realmente saudável. A relação entre o corpo e a mente é tão íntima que, se um dos dois passa a funcionar mal, todo o sistema sofre. Façamos uma analogia dessa situação com a rosa: sua cor afiança seu perfume do mesmo modo que o corpo representa a mente ou a alma. Ninguém considera uma flor artificial como um substituto suficiente da flor natural pelo motivo óbvio de que o perfume, que forma a essência da flor, não pode ser reproduzido. Do mesmo modo, honramos instintivamente o homem de mente pura e caráter nobre em detrimento de quem só é fisicamente mais forte. É evidente que tanto o corpo quanto a alma são essenciais, mas esta última é muito mais importante que aquele. Homem algum cujo caráter não seja puro pode ser considerado realmente saudável. O corpo que contém uma mente adoecida só pode ser doente. Segue-se disso que o caráter é a base da saúde no sentido real do termo. Podemos dizer que pensamentos e paixões ruins são diferentes formas de doença.

Isso considerado, podemos concluir que só é perfeitamente saudável o homem cujo corpo é bem formado, cujos dentes, olhos e ouvidos estejam em boas condições, o nariz livre de sujeira, a pele transpirando livremente e sem mau cheiro, cuja boca não tenha mau hálito, cujas mãos e pernas cumpram suas funções adequadamente, que não seja gordo ou magro demais e cuja mente e sentidos estejam constantemente sob seu controle. Como já foi dito, é muito difícil obter tal saúde, e ainda mais difícil conservá-la depois de adquirida. O motivo principal de não sermos verdadeiramente saudáveis é que nossos pais não o eram. Um escritor importante disse que se os pais estão em condições de saúde perfeita, seus filhos certamente seriam superiores a eles em todos os aspectos. Um homem perfeitamente saudável não tem razão nenhuma para temer a morte; nosso terrível medo da morte mostra que estamos longe de ser tão saudáveis. Nas páginas seguintes, consideraremos como tal saúde pode ser atingida e como, uma vez atingida, pode ser conservada para sempre.

CAPÍTULO 2

O CORPO HUMANO

O mundo é composto dos cinco elementos – terra, água, ar, fogo e éter. Nosso corpo – uma espécie de miniatura do mundo – também. Assim, necessita de todos os elementos na devida proporção – terra pura, água pura, fogo puro (ou luz solar), ar puro e espaço livre. Quando um desses elementos é insuficiente na proporção devida, o corpo adoece.

O corpo é feito de osso, pele, carne e sangue. Os ossos constituem a sua estrutura: se não fosse por eles, não poderíamos ficar eretos ou nos movimentar. Eles protegem as partes mais macias do corpo. O crânio fornece proteção ao cérebro, enquanto as costelas protegem coração e pulmões. Os médicos contaram 238 ossos no corpo humano. A sua parte exterior é dura, mas seu interior é macio e oco. Na articulação entre dois ossos, há uma cobertura de medula, que pode ser considerada como um osso macio. Os dentes também são considerados ossos.

Ao tocarmos a carne em certos pontos, vemos que ela é rija e elástica. Essa parte da carne é conhecida como músculo. São os músculos que nos capacitam dobrar ou esticar os braços, mover os maxilares e fechar os olhos. É também por meio dos músculos que nossos órgãos de percepção funcionam. Fazer um relato detalhado da estrutura do corpo está fora do escopo deste livro, e nem o autor tem conhecimento suficiente para tal. Portanto, nós nos contentaremos com a quantidade de informação essencial ao nosso objetivo presente.

A parte mais importante do corpo é o estômago. Se este parar de trabalhar por um único momento, todo o corpo entrará em colapso. A função do estômago é digerir a comida, fornecendo assim nutrição ao corpo. Sua relação com este é a mesma do motor a vapor com um trem ferroviário. O suco gástrico produzido no estômago ajuda a assimilar os elementos nutritivos da comida, sendo o refugo eliminado pelos intestinos em forma de urina e fezes. Do lado esquerdo da cavidade abdominal fica o baço, enquanto que à direita do estômago se localiza o fígado, cuja função é purificar o sangue e secretar a bile, tão útil à digestão.

No espaço oco cercado pelas costelas situam-se o coração e os pulmões. O coração fica entre os dois pulmões, mais para a esquerda. No total, há no peito 24 ossos; a atuação do coração pode ser sentida entre a quinta e a sexta costelas. Os pulmões se conectam à traqueia: o ar que inalamos é levado para os pulmões através da traqueia, purificando assim o sangue. É da máxima importância respirar pelo nariz ao invés de fazê-lo pela boca.

Da circulação do sangue dependem todas as atividades do corpo. É ele que fornece a nutrição a este, extraindo os elementos nutritivos dos alimentos, eliminando os refugos via intestinos e mantendo o calor corporal. O sangue circula incessantemente por todo o corpo ao longo das veias e artérias. Os batimentos do pulso se devem à sua circulação. O pulso de um adulto normal bate umas 75 vezes por minuto. A pulsação das crianças é mais rápida, enquanto a dos idosos é mais lenta.

O principal agente na manutenção do sangue puro é o ar. Quando o sangue retorna aos pulmões após uma volta completa pelo corpo, está impuro e contém elementos venenosos. O oxigênio que inalamos purifica esse sangue e é assimilado a ele, enquanto o nitrogênio absorve a matéria tóxica, eliminada através da respiração. Tal processo continua incessantemente. Como o ar tem uma função muito importante no corpo, dedicaremos a ele considerações detalhadas num capítulo em separado.

CAPÍTULO 3

AR

Das três coisas indispensáveis à subsistência humana – ar, água e comida – a primeira é a mais importante. Por isso, Deus a criou em tão grande quantidade, disponível gratuitamente a todos. A civilização moderna, no entanto, tornou caro até o ar fresco, pois, a fim de respirá-lo, precisamos sair das cidades e isso significa despesas. Por exemplo, os habitantes de Bombaim[1] melhoram nitidamente de saúde respirando o ar de Matheran ou, melhor ainda, das colinas Malabar. Mas não podem ir para tais lugares sem dinheiro. Nos dias atuais, portanto, não seria exatamente verdadeiro dizer que obtemos ar fresco grátis como antigamente.

Entretanto, seja o ar puro grátis ou não, é inegável que não podemos viver sem ele. Já vimos que o sangue circula pelo corpo, volta aos pulmões e, após ser purificado, prossegue com sua ronda de novo. Eliminamos o ar impuro e inspiramos oxigênio de fora, o que purifica o sangue. O processo de inspiração e expiração prossegue sem cessar, e dele depende a vida dos indivíduos.

---

[1] N.T.: Atual Mumbai.

Quando nos afogamos, morremos porque não conseguimos expirar o ar impuro do corpo e inspirar o ar puro de fora. Os mergulhadores submergem no que é conhecido como sino de mergulhar e inspiram ar fresco por um tubo ligado ao alto, podendo assim permanecer submersos por um longo tempo.

As experiências confirmam que os seres humanos não podem viver sem ar por cinco minutos. Com frequência, tomamos conhecimento da morte de crianças que não conseguiram respirar por serem mantidas por mãe ignorantes muito apertadas ao peito.

Deveríamos defender a inalação de ar puro tanto quanto defendemos a ingestão de água e comida limpas; no entanto, via de regra, o ar que respiramos é muito mais impuro do que a água que bebemos e a comida que comemos. Todos cultuamos objetos concretos: o que pode ser visto e tocado é considerado por nós como de muito maior importância do que o invisível e intangível. Já que o ar pertence a essa última categoria, não percebemos o mal provocado pelo ar impuro que respiramos. Pensaríamos duas vezes antes de comer a comida de outro homem, ou beber de uma xícara poluída pelos lábios de alguém. Mesmo aqueles sem a mínima noção de vergonha ou repugnância jamais comeriam o vômito de outra pessoa, ou beberiam a água em que ela cuspiu. Mesmo morrendo de fome ou sede, eles se recusariam a fazê-lo. Infelizmente, porém, muito poucos de nós percebem que o ar que respiramos é geralmente o impuro e venenoso ar exalado por outros, e certamente não menos nauseante que o vômito deles. Como é estranho que os seres humanos permaneçam e durmam juntos por horas em aposentos fechados, inalando o ar tóxico exalado por si e seus companheiros! Sorte dos homens que o ar seja tão leve e difuso, capaz de penetrar pelos menores buracos. Mesmo quando as portas e janelas estão fechadas, geralmente há um pequeno espaço entre as paredes e o telhado por onde um pouco de ar consegue entrar, impedindo que quem está no aposento respire apenas ar venenoso. O ar que exalamos mistura-se ao ar exterior, tornando-se puro novamente pelo processo automático sempre em curso na natureza.

Podemos entender agora porque tantos homens e mulheres fiquem fracos e doentes. Não há absolutamente nenhuma dúvida de que a causa básica da doença, em 99 dos casos em cem, seja o ar impuro. Assim, o melhor meio de evitar doenças é viver e trabalhar ao ar livre. Nenhum médico pode competir com o ar puro nessa questão. A tuberculose é causada pela destruição dos pulmões devido à inalação do ar impuro da mesma forma que um motor a vapor quebra se abastecido com carvão ruim. Por isso os médicos afirmam que o tratamento mais fácil e eficaz para um paciente tuberculoso é mantê-lo ao ar livre 24 horas por dia.

É óbvio e essencial, portanto, que saibamos como manter o ar puro. Na realidade, o valor do último devia ser ensinado a todas as crianças assim que pudessem entender qualquer coisa. Se meus leitores se dessem ao trabalho de aprender os fatos simples sobre o ar e pusessem tal conhecimento em prática, ensinando os filhos a fazerem o mesmo, eu ficaria imensamente grato.

As principais responsáveis por tornar o ar impuro talvez sejam nossas latrinas. Poucas pessoas têm noção do dano sério causado por latrinas sujas. Até cães e gatos usam as garras para cavar um buraco onde depositar as fezes, e as cobrem de terra. Onde não há vasos sanitários do tipo moderno, precisaríamos seguir o exemplo desses animais. Deveríamos dispor de vasilhas de barro ou latas contendo cinzas ou terra seca junto às latrinas que, uma vez usadas, teriam as fezes cobertas de cinzas ou terra. Se isso fosse feito, não haveria cheio ruim, e as moscas não seriam atraídas, consequentemente, não transmitindo a sujeira.

Qualquer um cujo olfato não tenha sido inteiramente entorpecido, ou que não esteja acostumado a maus cheiros, saberá quão nocivo é o odor que emana de toda matéria suja depositada ao ar livre. Nossa garganta se fecha ante a ideia de fezes misturada à comida, mas continuamos inalando o ar poluído por um odor desses, esquecendo que os dois são igualmente ruins. A única diferença é que as primeiras são visíveis e o último não. Devemos cuidar para que nossas latrinas sejam mantidas completamente limpas e em ordem. Abominamos a ideia de nós mesmos limpá-las, mas o que deveríamos abominar mesmo é a ideia de usar latrinas sujas. De que modo seríamos prejudicados por remover a sujeira expelida do interior de nosso corpo, se não nos envergonhamos de vê-la removida por outros? Não há absolutamente nenhum motivo para não aprendermos essa tarefa e ensiná-la a nossos filhos. A matéria suja deve ser removida, jogada num poço com sessenta centímetros de profundidade e, a seguir, coberta com uma espessa camada de terra. Se estivermos num local aberto, devemos cavar um pequeno buraco com as mãos ou com os pés e cobri-lo após a evacuação.

Também tornamos o ar impuro ao urinar em todos os lugares indiscriminadamente. Esse hábito sujo deveria ser totalmente eliminado. Quando não houver um local especialmente destinado a esse fim, devemos ir até um terreno seco longe da casa, e também cobrir a urina com terra.

A sujeira não deve ser colocada em buracos muito profundos, pois ficaria longe do calor do sol e também poluiria a água fluindo sob a terra.

O hábito de cuspir indiscriminadamente nas varandas, pátios e locais semelhantes também é muito ruim. A saliva, especialmente de tuberculosos, é muito perigosa. Seus germes nocivos sobem pelo ar e, ao serem inalados por outros, levam à difusão da doença. Devemos ter uma escarradeira em casa, e se tivermos que cuspir na rua, devemos fazê-lo num terreno seco, para que a saliva seja absorvida pela poeira e não cause danos. Os médicos afirmam que os tuberculosos deviam cuspir numa escarradeira com desinfetante, pois, mesmo num terreno seco, sua saliva consegue espalhar os germes no ar com a poeira. Seja como for, não há qualquer dúvida de que o hábito dos indivíduos cuspirem sempre que lhes dá vontade é tão sujo quanto perigoso. Alguns jogam comida e outras coisas onde bem entendem, produtos que apodrecem e tornam o ar impuro. Se todo esse lixo fosse enterrado, o ar não seria poluído e um bom adubo poderia ser obtido também. Na verdade, nenhum tipo de matéria que possa apodrecer deveria ficar exposto ao ar livre. Com um pouco de responsabilidade, seria muito fácil tomar as precauções necessárias.

Acabamos de ver como nossos próprios maus hábitos tornam o ar tóxico e o que podemos fazer para mantê-lo puro. A seguir, consideraremos como inalar o ar. Como já foi dito no último capítulo, o ar deve ser inalado pelo nariz e não pela boca. No entanto, poucos sabem respirar corretamente. Muita gente tem o hábito pernicioso de inalar pela boca. Quando se inala o ar gelado dessa forma, pegamos resfriado e temos dor de garganta. E mais, se respiramos pela boca, as partículas de poeira no ar entram no pulmão e causam um grande dano. Por exemplo, num novembro londrino, a fumaça que sai das chaminés das fábricas mescla-se ao nevoeiro denso, produzindo uma mistura amarela. Esta contém pequenas partículas de fuligem que podem ser detectadas na saliva de um homem que respire pela boca. Para escapar disso, muitas mulheres (que não aprenderam a respirar só pelo nariz) cobrem o rosto com um véu especial que age como uma peneira. Quando os véus são examinados com atenção, pode-se detectar partículas de poeira neles. Porém, Deus deu a todos uma peneira desse tipo dentro do nariz. O ar inalado através das narinas é peneirado antes de alcançar os pulmões, e também aquecido no processo. Portanto, todos deviam aprender a respirar só pelo nariz. E isso não é difícil se lembrarmos de manter a boca firmemente fechada, exceto quando estivermos falando. Os que têm o hábito de manter a boca aberta deveriam dormir com uma bandagem em torno dela, o que os forçaria a respirar pelo nariz. Deveriam também fazer vinte longas inspirações ao ar livre, pela manhã e à noite. De fato, todos podem praticar esse exercício simples: observar como sua respiração fica rapidamente mais profunda. Se o peito for medido no início da prática e após um intervalo de dois meses, vão notar quanto ele se expandiu nesse curto período.

Depois de aprender como inalar o ar, devemos cultivar o hábito de respirar ar fresco, dia sim, dia não. Temos geralmente o hábito pernicioso de nos confinarmos à casa ou ao escritório o dia inteiro, com todas as portas e janelas fechadas. Na medida do possível, devemos permanecer ao ar livre em todos os momentos; ou, ao menos, dormir na varanda, ou ao ar livre. Os que não podem fazer isso deveriam manter portas e janelas do quarto totalmente abertas em todas as horas. O ar é o nosso alimento em todas as vinte e quatro horas do dia. Assim, por que deveríamos ter medo dele? Existe a noção bastante tola de que nos resfriamos ao inalar a brisa fresca da manhã. Os que mimaram seus pulmões com o mau hábito de dormir com as portas fechadas provavelmente se resfriarão, caso mudem de hábito repentinamente. Mas mesmo esses não deveriam ter medo de resfriado, pois deste é fácil de se livrar rapidamente. Na Europa, atualmente, os sanatórios para tuberculosos são construídos de modo que os pacientes possam respirar ar puro o tempo inteiro. Sabemos que terrível destruição as epidemias causam na Índia, epidemias devidas aos nossos hábitos de poluir o ar e de inalar um ar tóxico. Precisamos entender que até as pessoas mais delicadas serão beneficiadas por respirar sistematicamente ar puro. Se cultivamos o hábito de manter o ar puro e respirá-lo, evitaremos muitas doenças terríveis.

Dormir com o rosto descoberto é tão essencial quanto dormir respirando ar puro. Muitos têm o hábito de dormir com o rosto coberto, o que significa inalar o ar venenoso exalado por eles mesmos. Felizmente, porém, parte do ar de fora penetra pelos interstícios do tecido – caso contrário, tais pessoas morreriam sufocadas. Entretanto a pequena quantidade de ar que entra desse modo é totalmente inadequada. Quando estivermos com frio, podemos cobrir a cabeça com um pano ou vestir um gorro. O nariz, contudo, deve ficar de fora em qualquer circunstância.

Ar e luz estão tão estreitamente ligados um ao outro que podemos dizer algumas palavras sobre o valor da luz, tão indispensável à vida quanto o próprio ar. Por isso, o Inferno é representado como completamente escuro. Onde a luz não penetrar, o ar jamais será puro. Se entramos num porão escuro, percebemos nitidamente o cheiro pesado do ar. O fato de não podermos enxergar no escuro mostra que Deus quer que vivamos e nos movamos na luz. E a natureza nos deu a quantidade de escuridão de que precisamos à noite. Contudo, mesmo assim, muita gente tem o hábito de dormir em porões subterrâneos, sem ar e luz, até nos verões mais quentes, o que os deixa sempre fracos e abatidos.

No momento em que escrevo, muitos médicos na Europa curam seus pacientes apenas com banhos de ar e de sol. Milhares deles têm sido curados apenas pela exposição ao ar e à luz solar. Devemos manter todas as portas e janelas de nossas casas sempre abertas, a fim de permitir a entrada do ar e da luz.

Já que eles são tão indispensáveis, alguns podem perguntar por que os que vivem em porões não são visivelmente afetados. Os que refletiram bastante na questão jamais fariam tal pergunta. Nosso objetivo deve ser atingir o máximo de saúde por todos os meios legítimos; não devemos nos contentar em meramente viver. Já foi confirmado sem sombra de dúvida que ar e claridade insuficientes adoecem as pessoas. Os habitantes das cidades são, em geral, mais vulneráveis do que os que moram no campo, pois recebem menos ar e luz do que os últimos. Assim, ar e luz são absolutamente indispensáveis à saúde. Todos deveriam refletir sobre o que foi dito a respeito dessa questão e atuar nela o melhor que puderem.

CAPÍTULO 4

ÁGUA

Como já foi sublinhado, o ar é o elemento mais indispensável à nossa subsistência, vindo a água em segundo lugar. O indivíduo só consegue viver sem ar por apenas alguns minutos, mas pode viver alguns dias sem água. E na ausência de outro alimento, pode sobreviver só com água por muitos dias. Há mais de 70% de água na composição do que comemos, assim como no corpo humano.

Entretanto, embora a água seja tão indispensável, não nos damos muito ao trabalho de mantê-la pura. As epidemias são, em boa parte, o resultado de nossa indiferença à qualidade da água que bebemos, assim como ao ar que respiramos. Beber água poluída frequentemente também produz pedras nos rins.

A água pode ser impura de dois modos: vinda de lugares sujos ou poluída por nós mesmos. Não deveríamos de modo nenhum beber água de lugares sujos. Geralmente, não o fazemos. Porém, não evitamos a água que nós mesmos poluímos. Por exemplo, a água dos rios é considerada muito boa para beber, embora joguemos neles lixo de todo tipo e também a usemos para nos lavar. Devíamos ter como regra nunca beber água em locais nos quais pessoas se banham. A parte superior de um rio deveria ser reservada para se beber, e parte inferior para banho e lavagem de roupa. Onde não houver tais regras, uma boa prática é cavar um buraco na areia e beber a água que se origina dele. Tal água é muito pura, já que foi filtrada ao passar pela areia. Geralmente é arriscado beber água de poço pois, se não for bem protegida, a água suja no alto pingará dentro do poço tornando a água impura. Além disso, pássaros e insetos frequentemente caem na água e morrem. Às vezes, pássaros fazem ninhos dentro dos poços e a sujeira dos pés daqueles que retiram água do poço também escorre para dentro dele. Por todos esses motivos, devemos ser especialmente cuidadosos ao beber água nesses locais.

A água guardada em tinas geralmente é impura. Para ser pura, as tinas precisam ser bem lavadas a intervalos regulares e mantidas cobertas. Devemos também ter certeza de que o tanque ou poço de onde a água foi retirada é mantido em boas condições. Contudo, poucas pessoas tomam precauções para conservar a água pura. Assim, a melhor forma de remover as impurezas da água é fervê-la bem e, depois de esfriar, filtrá-la cuidadosamente para outro recipiente com um pano espesso e limpo. Nossa responsabilidade, porém, não termina aqui. Temos um dever para com os outros seres humanos nessa questão. Precisamos ter certeza absoluta de que não poluímos a água tomada pelos outros: evitar escrupulosamente o banho ou lavar roupas na água destinada a ser bebida; nunca fazer nossas necessidades às margens de um rio; jamais cremar os mortos perto da água e atirar as cinzas nela.

Apesar de todo cuidado que possamos ter, é difícil manter a água perfeitamente pura. Pode haver sal dissolvido nela, por exemplo, ou pedacinhos de relva, ou matéria decomposta. A água da chuva, claro é a mais pura de todas; contudo, antes de chegar até nós, geralmente torna-se impura pela absorção de matéria flutuante na atmosfera. A água totalmente pura tem um efeito extremamente benéfico no nosso sistema, razão pela qual os médicos ministram água destilada aos pacientes. Os que sofrem de prisão de ventre são bastante beneficiados com o uso da água destilada.

Boa parte das pessoas não sabe que a água é de dois tipos: branda e dura. Água dura é a que contém algum tipo de sal. Nela, nem o sabão espuma muito nem a comida pode ser cozinhada facilmente. Seu sabor é salgado, ao passo que a água branda tem um sabor doce. É muito mais seguro beber água branda, embora alguns afirmem ser a água dura melhor devido à presença de matéria nutritiva dissolvida nela. A água da chuva é o melhor tipo de água branda, sendo por isso a melhor para beber. Quando fervida e mantida no fogo por meia hora, a água dura se torna branda. Então pode ser filtrada e bebida.

Pergunta-se com frequência: "quando se deve beber água e em que quantidade?". A única resposta certa para isso é: a pessoa só deve beber água quando estiver com sede, e mesmo assim apenas o suficiente para saciar a sede. Não é prejudicial beber água durante as refeições ou imediatamente depois. Claro que não devemos empurrar a comida com água. Se o alimento se recusa a descer sozinho, significa que não foi bem feito ou que o estômago não tem necessidade dele.

De modo geral, não é preciso beber água, e, na verdade, não deveria haver tal necessidade. Como já foi dito, há uma grande percentagem de água em nossos alimentos comuns, além de adicionarmos água a eles para cozinhá-los. Por que, então, teríamos sede? Aqueles cuja dieta não inclua pimentas e cebolas, que provocam uma sede artificial, raramente têm necessidade de beber água. Os que se sentem inexplicavelmente sedentos devem estar doentes.

Podemos ser tentados a beber qualquer água que encontramos porque vemos gente fazendo-o impunemente. A resposta disso já foi dada quando falamos do ar. O sangue tem em si o poder de destruir muitos elementos venenosos que nele penetram, mas precisa ser renovado e purificado, assim como o gume de uma espada tem de ser afiado depois de utilizado.

Portanto, se continuarmos bebendo água impura, não devemos nos surpreender do nosso sangue acabar envenenado.

CAPÍTULO 5

COMIDA

É impossível estabelecer regras rápidas e rígidas quanto à comida. Que tipo de comida devemos ingerir, em que quantidade, em que horas? Os médicos diferem amplamente sobre as respostas a essas perguntas. Os indivíduos são tão diversos que a mesma comida provoca efeitos diferentes em indivíduos diferentes.

Contudo, embora seja impossível afirmar conclusivamente que tipo de comida devemos comer, é óbvio que cada pessoa precisa refletir seriamente sobre a questão. Desnecessário dizer que o corpo não pode sobreviver sem comida. Passamos por todo tipo de sofrimento e privação por causa da comida. É indiscutível também que 99,9% dos homens e mulheres no mundo inteiro comem apenas para agradar ao paladar. Nunca param para pensar nos efeitos posteriores ao ato de comer. Muita gente toma laxantes, digestivos em pó ou pílulas para poder comer bastante. E há também algumas pessoas que, depois de comer ao máximo, vomitam o que comeram e, a seguir, continuam comendo! Alguns chegam a comer tanto que, por dois ou três dias, não sentem a mínima fome. Sabemos de homens que morreram de tanto comer. E digo isso de minha própria experiência; quando lembro de minha juventude, tenho vontade de rir de muitas coisas e me sinto envergonhado de outras. Naquela época, eu costumava tomar chá pela manhã, desjejum duas ou três horas depois, almoço a uma hora da tarde, chá novamente às três e jantar entre seis e sete horas! Minhas condições físicas eram lamentáveis: havia muita gordura supérflua no meu corpo, e tinha sempre à mão vidros de remédios. Para poder comer bem, tomava laxativos com frequência, assim como um ou outro tônico. À época, eu não tinha um terço de minha capacidade atual para trabalhar, mesmo estando no auge da juventude. Esse tipo de vida é certamente lamentável; se pensarmos na questão com seriedade, temos que admitir é ruim, pecaminosa e totalmente desprezível.

O ser humano não nasceu para comer, nem devemos viver para comer. A verdadeira função dele é conhecer e servir seu Criador. No entanto, como o corpo é essencial para tal serviço, temos que comer. Até os ateus concordam que devemos comer apenas para preservar a saúde, não mais do que isso.

Observando os animais, o que descobrimos? Jamais comem apenas para agradar ao paladar, nem continuam comendo até transbordarem de comida. Comem apenas para matar a fome, e mesmo assim, só o suficiente para apaziguá-la. Ingerem a comida fornecida pela natureza e não cozinham seus alimentos. Será que só o homem tenha sido criado para cultuar o paladar? Será que só ele seja destinado a viver doente? Os animais que vivem em liberdade nunca morrem de fome. Neles, não há diferenças como ricos e pobres; entre os que comem muitas vezes por dia e os que não conseguem nem uma única refeição diária. Tais anomalias são encontradas apenas entre os seres humanos, e mesmo assim, nos consideramos o animal superior da criação! Certamente os que passam os dias cultuando o próprio estômago são piores que os animais.

Uma reflexão serena mostrará que pecados como mentir, enganar e roubar se devem, em última análise, à nossa submissão ao paladar. Quem consegue controlá-lo dominará facilmente os outros sentidos. Se mentimos, roubamos ou cometemos adultério, somos vistos com desprezo pela sociedade. Estranhamente, porém, nenhuma animosidade é dirigida aos que se rendem prodigamente ao paladar, como se isso não fosse uma questão de moralidade! Mesmo os melhores de nós são escravos do paladar. Ninguém ainda enfatizou adequadamente os inúmeros males que se originam do hábito de ceder ao paladar. Qualquer pessoa civilizada evitaria a companhia de mentirosos, ladrões e adúlteros; no entanto ela continua comendo além de todos os limites, sem jamais encarar isso como um pecado.

Não consideramos a submissão ao paladar um pecado, já que todos somos culpados de tal submissão, assim como o assalto não é considerado crime numa aldeia de assaltantes. Pior, temos orgulho dela! Nos casamentos e outras festividades, consideramos um dever sagrado cultuar o paladar. Nem em funerais nos envergonhamos de fazê-lo. Chegou um convidado? Vamos entupi-lo de doces. Se não oferecemos jantares a parentes e amigos, ou não participamos dos jantares dados por eles, nos tornamos objeto de desprezo. Se convidarmos amigos para comer conosco, temos que entupi-los de iguarias ou seremos tachados de sovinas. Nos dias festivos, claro, precisamos preparar alimentos especialmente ricos, e o que é de fato um grande pecado passou a ser considerado um sinal de sabedoria! Temos cultivado noções tão falsas sobre a alimentação que não percebemos nossa servidão e bestialidade. Como escapar dessa terrível situação?

Consideremos a questão de outro ponto de vista. Encontramos invariavelmente o caso no mundo que a natureza forneceu para todas as criaturas, seja homem ou animal, pássaro ou inseto: apenas comida suficiente para seu sustento. Essa é uma eterna lei da natureza. No reino da natureza ninguém dorme quando não precisa, ninguém esquece seu dever, ninguém mostra tendência à preguiça. Todo trabalho é feito pontualmente com perfeição. Se lembrarmos de ordenar nossas vidas estritamente de acordo com as imutáveis e eternas leis da natureza, descobriremos que não há mais mortes por inanição em parte nenhuma do mundo. Já que a natureza fornece sempre comida suficiente para alimentar todos os seres, conclui-se que quem consome mais que sua parcela normal de comida está privando outros de sua legítima porção.

É um fato que nas cozinhas de imperadores e reis – e de todos os homens ricos –, prepara-se muito mais comida do que é necessário para alimentá-los e a todos os seus dependentes. Isso significa que eles açambarcam comida da porção do pobre. É de surpreender, portanto, que o pobre morra de fome? Se isso é verdade (e tal fato tem sido admitido pelos homens mais responsáveis), segue-se necessariamente que toda a comida que comemos além de nossa necessidade é alimento surrupiado do estômago do pobre. Além disso, o que comemos meramente para agradar o paladar prejudica nossa saúde. Após essa argumentação preliminar, consideremos qual é o melhor tipo de comida para nós. Contudo, antes de decidirmos isso, precisamos considerar que tipo de alimento é danoso à saúde e deve ser evitado. O termo *alimento* inclui tudo que introduzimos no corpo pela boca, inclusive vinho, *bhang*[2], ópio, tabaco, chá, café, chocolate, especiarias e condimentos. Estou convencido que tais produtos podem ser completamente evitados, o que concluí, parte por minha própria experiência, parte pela experiência de outros.

---

[2] N.T.: Bebida tradicional da Índia feita a partir de uma mistura de folhas de maconha, leite ou iogurte, água e especiarias.

Vinho, *bhang* e ópio têm sido condenados por todas as religiões do mundo, embora o número total dos que se abstém deles seja tão limitado. A bebida tem destruído famílias inteiras. O bebedor abandona sua sanidade e esquece a diferença entre mãe, esposa e filha. A vida se torna um mero fardo para ele. Até homens de juízo se tornam desamparados autômatos quando bebem; mesmo quando não estão de fato bêbados, suas mentes se mostram impotentes para funcionar. Alguns dizem que o vinho é inofensivo quando usado como remédio, mas até médicos europeus, em muitos casos, abandonaram essa ideia. Alguns partidários da bebida argumentam que, se o vinho pode ser usado como remédio impunemente, pode também ser usado como bebida. Ora, muitos venenos são utilizados como remédio; por acaso imaginamos empregá-los como alimento? É bem possível que, em algumas doenças, o vinho possa fazer algum bem, mas, mesmo assim, nenhum homem sensato ou responsável consentiria em usá-lo, mesmo como remédio, em quaisquer circunstâncias. Por sua vez, o ópio não é menos prejudicial que o vinho e deve ser igualmente abandonado. Não vimos a poderosa nação chinesa cair sob o feitiço mortal do ópio, tornando-se incapaz de manter sua independência? Não vimos os *jagirdars*[3] da Índia abandonando seus *jagirs*[4] sob a mesma influência fatal?

Tão poderoso é o feitiço do tabaco sobre a mente dos homens que levaremos uma era para rompê-lo. Velhos e jovens igualmente caíram sobre sua influência fatal. Mesmo os melhores homens não se impedem de usar tabaco. Na verdade, seu uso tornou-se rotineiro entre nós e sua difusão aumenta a cada dia. Poucas pessoas têm consciência dos diversos truques empregados pelas fábricas de cigarro para que fiquemos cada

---

[3] N.T.: Espécie de sistema feudal.
[4] N.T.: Propriedades, direitos e deveres.

vez mais sob sua influência. Elas borrifam ópio ou algum ácido perfumado sobre o tabaco para que nos seja cada vez mais difícil escapar de suas garras. Gastam milhares de libras em publicidade. Muitas firmas europeias que lidam com cigarro mantêm sua própria imprensa, seus próprios cinemas, estabelecem loterias e dão prêmios; em suma, gastam dinheiro como água para atingir seus fins. Agora, também as mulheres começaram a fumar. Até poemas foram compostos para exaltar o fumo como o grande amigo do pobre!

Os males do fumo são numerosos demais para serem mencionados. O fumante se torna tão escravo do seu hábito que não conhece vergonha ou arrependimento; emite sua fumaça tóxica mesmo na casa de estranhos. E também uma experiência comum que fumantes sejam frequentemente tentados a cometer crimes de todo tipo. Crianças roubam dinheiro da bolsa dos pais; prisioneiros nas penitenciárias surrupiam cigarros e os mantêm cuidadosamente escondidos. O fumante fica sem comida, mas não dispensa o cigarro. Sabe-se que soldados no campo de batalha perderam toda a capacidade de luta por não terem cigarros no momento crítico.

O falecido conde Liev Tolstói nos conta a história de um homem que resolveu, por algum motivo, assassinar a esposa. Chegou a puxar a faca e estava prestes a cometer o ato quando sentiu remorso e desistiu. Então, sentou-se para fumar: suas faculdades mentais, afetadas pelo tabaco, o levaram finalmente a cometer o assassinato. A opinião de Tolstói era que o veneno do tabaco é mais sutil e irresistível; portanto, muito mais perigoso que o vinho. Além disso, as quantias gastas em charutos e cigarros são assustadoras. Eu mesmo cheguei a fumar charutos, gastando uma grande quantia por mês.

Fumar também leva a uma grande redução da capacidade digestiva. O fumante não tem apetite por comida, e para dar sabor a esta, tem de usar especiarias e condimentos em grande quantidade. Seu hálito cheira mal e, em certos casos, aparecem bolhas em seu rosto; as gengivas e dentes dele escurecem. Muitos também sofrem de doenças terríveis. A fumaça do tabaco intoxica o ar, consequentemente causando danos à saúde pública. Não consigo entender como os que condenam a bebida tenham a temeridade de defender o hábito de fumar. O homem que não abandona o tabaco em todas as suas formas nunca poderá ser perfeitamente saudável, assim como não pode ter um caráter puro e sem mácula.

Devo dizer que chá, café e chocolate são igualmente danosos à saúde, embora saiba que poucos concordarão comigo. Há uma espécie de veneno em todos eles. Se não for adicionado leite ou açúcar no chá e no café, não haverá absolutamente nenhum elemento positivo neles. Experiências repetidas e variadas determinaram que não há absolutamente nada nessas bebidas capaz de melhorar o sangue. Há poucos anos atrás, costumávamos tomar chá ou café apenas em ocasiões especiais; mas hoje em dia, tornaram-se universalmente indispensáveis. As coisas chegaram a um ponto que mesmo pessoas doentes os usam com frequência como substituto de alimentos nutritivos.

Felizmente para nós, o custo elevado do chocolate impediu sua difusão na mesma extensão do chá e do café, embora nos lares dos ricos ele seja liberalmente utilizado.

A evidência de que essas três bebidas sejam venenosas está no fato de que, após tomá-las uma vez, o indivíduo nunca mais passa sem elas. Eu mesmo, nos velhos tempos, costumava sentir uma nítida sensação de cansaço ou langor se não tomasse meu chá pontualmente na hora habitual. Certa vez, houve uma celebração que reuniu cerca de 400 mulheres e crianças. O comitê executivo da festa decidira não oferecer chá às visitantes. As mulheres reunidas lá, porém, tinham o hábito de tomar chá sempre às quatro horas da tarde. As autoridades foram informadas de que, se as mulheres não tomassem o chá habitual, ficariam doentes demais para se locomover. Desnecessário dizer que as autoridades tiveram que cancelar sua decisão anterior. Entretanto, um leve atraso no preparo do chá levou a um grande tumulto. A comoção só diminuiu depois que as mulheres ingeriram a bebida. Posso garantir a autenticidade deste incidente.

Em outro exemplo, sob a influência do chá, certa mulher tinha perdido toda a capacidade digestiva, passando a ter dores de cabeça crônicas; contudo, a partir do momento em que desistiu do chá, sua saúde rapidamente começou a melhorar. Um médico do distrito londrino de Battersea, após cuidadosa investigação, declarou que o tecido cerebral das mulheres em seu distrito adoecera pelo uso excessivo do chá. Eu mesmo testemunhei vários problemas de saúde causados pelo chá.

O café faz algum bem contra *Kapha* (catarro) e *Vatha* (gases), mas, ao mesmo tempo, enfraquece o corpo ao destruir o fluido vital, tornando o sangue tão fino quanto a água. Para aqueles que defendem o café valorizando seus benefícios contra o catarro e os gases, nós recomendaríamos suco de gengibre para alcançar os mesmos objetivos. Por outro lado, lembremos que os efeitos ruins do café são sérios demais para compensar seu bem. Quando o sangue e o fluido vital estão envenenados por algo, não deve haver hesitação em se desistir totalmente do café.

O chocolate é tão pernicioso quanto o café, e ainda contém um veneno que diminui a sensibilidade da pele.

Os que reconhecem a validade de considerações morais nessas questões devem lembrar que chá, café e chocolate são, na maioria das vezes, preparados por aprendizes subpagos, o que é apenas um nome bonito para escravidão. Se víssemos com nossos próprios olhos o tratamento opressivo dado aos trabalhadores em plantações de cacau, nunca mais utilizaríamos o produto. De fato, se investigarmos minuciosamente os métodos de preparação dos nossos alimentos, abandonaríamos 90% deles.

Há um substituto inofensivo e saudável para o café (chá ou chocolate) cuja diferença dessas bebidas não será notada nem pelo habitual consumidor delas. Coloque um bom trigo peneirado numa frigideira e frite-o bem até que fique totalmente vermelho e comece a escurecer. A seguir, esse pó é usado do mesmo modo que o café. Coloca-se uma colher do pó numa xícara e acrescenta-se água fervendo. De preferência, mantenha-o no fogo por um minuto; adicione leite e açúcar se necessário; você obterá uma bebida deliciosa, muito mais barata e saudável que o café. Os que não quiserem ter o trabalho de preparar esse pó podem obter seu suprimento do Satyagraha Ashram[5] em Ahmedabad.

Em relação à dieta, a humanidade pode estar dividida em três grandes blocos:

1) O primeiro e maior consiste nos que, por preferência ou necessidade, têm uma dieta exclusivamente vegetariana. Nesse bloco está a maior parte da Índia, uma grande porção da Europa, China e Japão. A dieta básica dos italianos é o macarrão, dos irlandeses é a batata, dos escoceses a aveia, do chineses e japoneses o arroz;

2) O segundo consiste nos que usam uma dieta mista. Nesse bloco situam-se a maioria dos ingleses, as classes mais ricas da China e do Japão, os muçulmanos mais ricos da Índia, assim como os hindus ricos que não têm escrúpulos religiosos de consumir carne;

3) Ao terceiro bloco pertencem os povos não civilizados das zonas frígidas, que vivem exclusivamente de carne. Não

---

[5] N.E.: Ashram, termo sânscrito (*aśrama*, *śrama*) cujo significado original é "eremitério" ou retiro onde vivem religiosos dedicados à oração, ao estudo e às práticas espirituais. Mais tarde, o termo passou a significar "comunidade", onde se leva uma vida simples e devotada.

são muito numerosos, e introduzem um elemento vegetal na dieta quando entram em contado com a cultura europeia. O ser humano pode viver, portanto, de três tipos de dieta, mas é nosso dever considerar qual delas é a mais saudável para nós.

Um exame da estrutura do corpo humano leva à conclusão que a natureza projetou o homem para que vivesse de uma dieta vegetariana. Entre os órgãos do corpo humano e os dos animais frugívoros há uma estreita afinidade. O macaco, por exemplo, tão semelhante ao homem em formato e estrutura, é um animal que come frutas; seus dentes e estômago são iguais aos dentes e estômago de um ser humano. Desse modo, podemos deduzir que o homem foi feito para viver de raízes e frutos, e não de carne.

Através de experiências, os cientistas descobriram que as frutas contêm todos os elementos necessários ao sustento do homem. Banana-da-terra, laranja, tâmara, uva, maçã, amêndoa, noz, amendoim, coco – todos eles contêm uma grande percentagem de elementos nutritivos. Tais cientistas afirmam até que não é necessário cozinhar a comida. Argumentam que o homem devia poder subsistir muito bem de alimentos cozinhados pelo calor do sol, como fazem os outros animais. Afirmam que os elementos mais nutritivos da comida são destruídos no processo do cozimento, e que coisas que não podem ser comidas cruas não foram destinadas pela natureza à nossa alimentação.

Se essa visão é correta, deduz-se que estamos desperdiçando um tempo precioso cozinhando os alimentos. Se pudéssemos viver apenas de alimentos crus, pouparíamos muito tempo, energia e dinheiro, que poderiam ser aplicados em objetivos mais úteis.

Alguns sem dúvida dirão que é ocioso e tolo especular sobre a possibilidade dos seres humanos consumirem comida não cozida, já que não há a mínima esperança de que o façam.

Entretanto, não estamos considerando no momento o que as pessoas farão ou não, e sim o que deveriam fazer. Somente quando soubermos qual é a dieta ideal, conseguiremos aproximar a dieta de agora a esse ideal. Quando afirmamos que uma dieta de frutas é a melhor, não esperamos, claro, que todos os homens a sigam sem hesitações. Queremos dizer apenas que adotar tal dieta seria o melhor para eles. Muita gente na Inglaterra tentou uma dieta só de frutas e registrou os resultados de sua experiência. Tais pessoas aderiram a esse tipo de alimentação por motivos de saúde, não por considerações religiosas. Um médico alemão escreveu um volumoso tratado sobre o assunto, estabelecendo o valor de uma dieta de frutas com evidências e muitos argumentos. Com essa dieta combinada a uma vida ao ar livre, conseguiu curar muitas doenças. Chegou mesmo a afirmar que pessoas de qualquer país poderiam encontrar nas frutas de sua própria terra todos os elementos nutritivos necessários à subsistência. A propósito, acho que posso registrar minha própria experiência no assunto. Durante os últimos seis meses tenho vivido exclusivamente de frutas, rejeitando até o leite e a nata. Minha dieta atual consiste apenas de banana-da-terra, amendoim e azeite de oliva, com alguma fruta azeda como o limão. Não posso dizer que a experiência tenha sido totalmente um sucesso, mas seis meses é um período muito curto para se tirar conclusões definitivas sobre uma questão tão vital quanto a completa mudança de dieta. Porém, uma coisa posso afirmar: durante esse período consegui me manter bem enquanto outros adoeceram, e meu bem-estar físico e capacidade mental estão melhores do que antes. Posso não conseguir levantar cargas pesadas mas consigo fazer trabalho físico por muito mais tempo sem fadiga. Também posso realizar mais trabalho mental, com mais persistência e resolução. Tenho experimentado uma dieta de frutas em muitos doentes com grande vantagem. Descreverei tais experiências na seção sobre doenças. Direi aqui apenas que, por minha própria experiência e o estudo do assunto, estou convencido de que uma dieta de frutas é a melhor para nós.

Como já admiti, não acho nem por um momento que as pessoas vão aderir a uma dieta de frutas assim que lerem este livro. Pode ser que meu texto não produza qualquer efeito num só leitor, mas penso ser meu dever registrar aqui o que meu ponto de vista considera o certo.

No entanto, se alguém quiser experimentar uma dieta de frutas, deve fazê-la com cautela para obter os melhores resultados, lendo cuidadosamente todos os capítulos do livro e assimilando seus princípios fundamentais antes de praticá-los. Além disso, peço aos leitores que reservem seus julgamentos finais para quando terminarem a leitura.

Depois da dieta de frutas, a melhor é a vegetariana. Nessa rubrica incluímos todo tipo de ervas de cozinha e cereais, assim como o leite. Os vegetais não são tão nutritivos quanto as frutas, já que perdem parte de sua eficácia ao serem cozinhados. Contudo, não podemos comer vegetais não cozidos. Consideremos agora os que são mais benéficos para nós.

O trigo é o melhor dos cereais. O homem pode viver só de trigo, pois nele temos todos os elementos da nutrição nas devidas proporções. Vários tipos de comestíveis podem ser feitos de trigo, pois todos serão facilmente digeríveis. Os alimentos prontos para crianças vendidos por farmacêuticos também são feitos parcialmente de trigo. O painço e o milho pertencem ao mesmo gênero, e deles também são feitos bolos e pães, embora sejam inferiores ao trigo em valores nutricionais.

Falemos agora da melhor forma que o trigo pode ser consumido. A farinha de trigo branca dos moinhos vendida nas lojas é inútil, pois não contém absolutamente nenhum nutriente. Um médico inglês nos contou que um cão alimentado exclusivamente com essa farinha morreu, enquanto cachorros alimentados com uma farinha melhor continuaram saudáveis. Há uma grande demanda por pães feitos com a *farinha branca dos moinhos*, já que as pessoas comem apenas para satisfazer o paladar e raramente são movidas por considerações de saúde. Tais pães são despidos de sabor e elementos nutritivos, assim como de maciez. Tornam-se tão duros que não podem ser partidos com a mão. A melhor farinha é a que é feita de um trigo bem peneirado no moinho doméstico. Tal farinha deve ser usada sem ser mais peneirada. Os pães feitos dela têm um paladar doce e são também muito macios. Também dura muito mais tempo que a *farinha dos moinhos*, já que é muito mais nutritiva e pode ser usada em quantidades menores.

O pão vendido nas lojas é totalmente inútil. Pode ser muito branco e atraente na aparência, mas é invariavelmente adulterado. O pior dele é que é feito com fermentação. Muita gente já testemunhou, por experiência própria, que a massa fermentada é danosa à saúde. Além disso, os pães feitos com forma besuntada de gordura são condenáveis tanto aos hindus quanto aos muçulmanos. Alimentar-se com esses pães de loja em vez de se preparar bons pães em casa é, no mínimo, sinal de preguiça.

Outro modo mais fácil ainda de se consumir trigo é moê-lo, transformando-o numa farinha grossa, cozê-la bem e misturá-la ao leite e ao açúcar. Isso proporciona um alimento delicioso e saudável.

O arroz é também inútil como alimento. Na realidade, é duvidoso que os homens possam subsistir apenas dele, à exclusão de outros produtos nutritivos como guando, *ghee*[6] e leite. Não é o caso do trigo, pois o ser humano pode manter sua força ingerindo apenas trigo fervido na água.

---

[6] N.T.: Tipo de manteiga clarificada, muito usada na culinária indiana, feita com leite bovino.

Consumimos temperos principalmente pelo seu sabor. Como têm poderes laxativos, ajudam, até certo ponto, a purificar o sangue. Mesmo assim, são apenas variedades de relva e muito difíceis de digerir. Os que os consomem demais têm corpos flácidos; sofrem frequentemente de indigestão e procuram pílulas e pós-digestivos. Portanto, se chegarmos a consumi-los, devemos fazê-lo com moderação.

Todas as variedades de sementes leguminosas são pesadas e difíceis de digerir. O mérito delas é que quem as consome deixa de ter fome por um longo tempo, mas também sofre de indigestão na maioria dos casos. Os que fazem trabalho físico podem conseguir digeri-las, e retirar algum bem delas. Mas os que levam uma vida sedentária devem ser cautelosos em consumi-los.

Doutor Haig, um famoso escritor inglês, afirma com base em experiências repetidas que as sementes leguminosas fazem mal à saúde, pois geram uma espécie de ácido no sistema que causa várias doenças e uma velhice prematura. Não é necessário que eu exponha aqui seus argumentos, mas minha própria experiência confirma seu ponto de vista. Contudo, os que não conseguem ou não desejam abster-se completamente de sementes leguminosas devem usá-las com grande prudência.

Em quase toda a Índia, os temperos e condimentos são usados mais liberalmente do que em qualquer outro local do mundo. Os africanos não gostam do sabor do nosso *masala*,[7] recusando-se a consumir um alimento ao qual ele tenha sido misturado. E, quando os europeus o comem, têm problemas estomacais e espinhas, como descobri pessoalmente. Na realidade, esse condimento não é absolutamente saboroso, mas já o usamos há tanto tempo que seu sabor é atraente para nós. Entretanto, como já foi dito, é errado comê-lo apenas só pelo

---

[7] N.T.: Tempero indiano.

sabor. Como é possível, então, que o *masala* seja tão consumido entre nós? Para os que o ingerem, ele é usado para ajudar a digestão e, assim, poderem comer mais. A pimenta, a mostarda, o coentro e outros condimentos têm o poder de ajudar artificialmente a digestão e gerar uma espécie de fome artificial. No entanto, seria errado inferir disso que todos os alimentos foram completamente digeridos e assimilados pelo sistema. Os que consomem *masala* demais sofrem com frequência de anemia e até mesmo diarreia. Conheço um homem que morreu no auge da juventude por comer pimenta demais. Assim, é necessário evitar completamente todos os condimentos.

O que foi dito sobre esse condimento aplica-se também ao sal. A maioria das pessoas ficaria escandalizada com tal sugestão, mas é um fato comprovado pela experiência. Há uma corrente na Inglaterra que chega a afirmar que o sal é mais prejudicial que a maioria dos condimentos. Já que há sal suficiente na composição dos legumes que usamos, não precisamos colocar sal extra neles. A própria natureza forneceu a quantidade de sal necessária para que mantenhamos a saúde. Todo sal extra que usamos é supérfluo; ele sai do corpo de novo em forma de transpiração, ou de outros modos, e nenhuma porção dele parece ter qualquer função útil a realizar no corpo. Certo autor chega a sustentar que o sal envenena o sangue: quem não usa sal teria o sangue tão puro que não seria afetado nem por uma picada de cobra. Não sabemos se isso é verdadeiro ou não, mas o que conhecemos da experiência é que, em várias doenças como hemorroidas e asma, a eliminação do consumo de sal produz resultados apreciavelmente benéficos. Por outro lado, a verdade é que não esbarramos com um único exemplo de alguém que se sentiu pior por não consumir sal. Eu mesmo deixei de consumi-lo há dois anos e, não só não sofri nada por isso, como me beneficiei em alguns aspectos. Agora, não preciso beber tanta água quanto antes e me sinto mais vigoroso e enérgico. O motivo que me fez eliminar o sal foi muito estranho: a doença de uma pessoa. Ela não piorou desde então, porém, continuou doente. Acredito, porém, que se tivesse desistido do sal, teria se recuperado totalmente.

Os que abrem mão do sal têm também de desistir dos vegetais e do guando. Isso é algo muito difícil de fazer, como vim a descobrir. Estou convencido de que os legumes e o guando não podem ser adequadamente digeridos sem sal. Isso não significa, claro, que o sal melhore a digestão; ele apenas parece fazê-lo – do mesmo modo que o uso da pimenta, em última análise, leva a consequências ruins. O homem que desiste inteiramente do sal, é claro, pode se sentir mal por alguns dias; mas, se conseguir aguentar, será imensamente beneficiado a longo prazo.

Audaciosamente, começo a encarar até o leite como um dos produtos a serem abandonados! Digo isso por minha própria e convincente experiência, que não precisa ser aqui descrita em detalhes. A popular ideia do valor do leite é pura superstição, mas está tão enraizada que é uma futilidade pensar em removê-la. Como eu já disse mais de uma vez, não tenho a esperança de que meus leitores aceitem todos os meus pontos de vista. Muito menos acredito que todos os que os aceitem em teoria os adotem na prática. Entretanto, penso ser minha responsabilidade expressar aquilo em que acredito, deixando que os leitores formem seu próprio julgamento. Segundo a opinião de muitos médicos, o leite provoca certo tipo de febre, e vários livros foram escritos apoiando essa opinião. Germes transmissores de doenças e que vivem no ar penetram rapidamente no leite, tornando-o venenoso; assim, é muito difícil manter o leite em perfeita pureza. Na África, foram estabelecidas regras cuidadosas para o funcionamento das fábricas de laticínios, estipulando como o leite devia ser fervido e conservado, como as vasilhas deviam ser mantidas limpas e assim por diante. Quando a questão merece tanta reflexão, certamente devemos considerar até que ponto vale a pena empregar o leite como alimento.

Além disso, a pureza (ou algo semelhante) do leite depende do alimento da vaca e do estado de saúde do animal. Médicos confirmam que os que bebem leite de vacas tuberculosas ficam tuberculosos. É muito raro ver-se uma vaca perfeitamente saudável. Quer dizer, é muito difícil obter-se um leite perfeitamente puro, já que ele é poluído desde a fonte. Todos sabem que uma criança que suga o peito da mãe contrai qualquer doença desta. Frequentemente, quando uma criança está doente, dá-se remédio à mãe para que o efeito possa alcançar a criança através do leite materno. Da mesma forma, a saúde do homem que toma leite de uma vaca será a mesma que a da própria vaca. Quando o uso do leite é cercado de tantos perigos, não seria mais sábio abandoná-lo de vez, principalmente quando há tantos substitutos para ele? O azeite de oliva, por exemplo, atinge esse objetivo; a amêndoa doce é também um substituto muito eficiente do leite. A amêndoa deve ser mergulhada na água quente e ter sua casca removida. Depois, é esmagada e muito bem misturada na água. Isso produz uma bebida que contém todas as boas propriedades do leite e está livre de seus maus efeitos.

Consideremos agora as leis da natureza. O bezerro toma leite de sua mãe até que seus dentes nasçam, e logo começa a comer. Nitidamente, isso é também o que a natureza pretende para o homem; também não é sua intenção que ele continue a tomar leite quando não é mais criança. Deveríamos aprender a viver de frutas como a maçã e a amêndoa, ou de *roti*,[8] depois de nossa dentição. Embora este não seja o lugar certo para lembrar quanto economizaríamos ao desistir do leite, esse certamente é um ponto a ser pensado. Também não há nenhuma necessidade de qualquer produto feito de leite. O azedo do limão

---

[8] N.T.: Pão de trigo amassado.

é um ótimo substituto para o leite; quanto à *ghee*, hoje milhares de indianos já conseguem substituí-la por azeite.

O exame cuidadoso da estrutura do corpo humano mostra que a carne não é o alimento natural para o homem. Os doutores Haig e Kingsford demonstraram claramente os efeitos ruins da carne no corpo humano. Segundo eles, a carne gera o mesmo tipo de ácido no corpo que as sementes leguminosas. Leva à queda dos dentes e ao reumatismo; produz sentimentos ruins como a raiva, que são também formas de doença.

Resumindo, descobrimos que os que vivem apenas de frutas são muito raros, mas é muito fácil viver com uma combinação de frutas, trigo e azeite de oliva. E ela também conduz a uma boa saúde. A banana-da-terra é, facilmente, a primeira entre as frutas; mas a tâmara, a uva, a ameixa e a laranja, para citar apenas algumas, também são muito nutritivas e podem ser consumidas juntamente com o *roti*. Este não tem seu sabor prejudicado ao ser besuntado de azeite de oliva. Tal dieta dispensa sal, pimenta, leite e açúcar, e é muito simples e barata. É tolo consumir açúcar por si só. Doce demais enfraquece os dentes e prejudica a saúde. Excelentes comestíveis podem ser feitos de trigo e frutas, assegurando saúde e sabor.

A próxima questão a considerar é quanta comida se deve consumir, e quantas vezes por dia. No entanto, como esse assunto é de importância vital, dedicaremos um capítulo separado a ele.

CAPÍTULO 6

QUANTO E QUANTAS VEZES DEVEMOS COMER?

Há uma grande divergência de opiniões entre os médicos em relação à quantidade de comida que devemos ingerir. Um afirma que devemos comer ao máximo de nossa capacidade, e calculou a quantidade de diferentes tipos de alimento que podemos consumir. Outro sustenta que a comida das pessoas que realizam trabalhos mais físicos deve diferir em quantidade e qualidade daquela das pessoas que efetuam trabalho mental. Um terceiro médico defende que o príncipe e o camponês devem comer a mesma quantidade de alimento. Contudo, admite-se geralmente que o fraco não pode comer tanto quanto o forte. Da mesma forma, uma mulher come menos que um homem, e crianças e velhos comem menos que rapazes. Um autor chega ao ponto de dizer que, se mastigássemos nossa comida completamente, de modo que cada partícula dela se misturasse à saliva, não precisaríamos comer mais de cinco ou dez *tolas*[9] de alimento. Ele diz isso com base em inúmeras experiências, tendo seu livro vendido milhares de exemplares. Isso tudo mostra

---
[9] N.T.: Unidade de peso indiana equivalente a cerca de 11 gramas.

como é inútil tentar estabelecer a quantidade certa de alimento para os homens. A maioria dos médicos admite que 99% dos seres humanos comem mais do que o necessário. Verdadeiramente, isso é um fato da experiência cotidiana, e não precisa ser proclamado por médico nenhum. Não há nenhum risco dos homens estragarem a saúde comendo pouco demais; pelo contrário, o que se precisa é uma redução na quantidade de alimentos que geralmente ingerimos. Como dito acima, é de máxima importância mastigar completamente a comida. Ao fazermos isso, extrairemos o máximo de nutrimento do mínimo de comida. Pessoas experientes destacam que as fezes de alguém cuja comida é saudável, que não come demais, será pequena em quantidade, muito sólida e macia, de cor escura e sem cheiro ruim. Quem não tem essas fezes deve saber que tem abusado de comida pouco saudável e não a mastigou bem. Além disso, se não dorme à noite, se é perturbado por sonhos e se sua língua se mostra suja pela manhã, deve saber que comeu excessivamente. Se levanta várias vezes para urinar significa que tem consumido líquidos demais à noite. Por essa e outras provas, cada homem devia saber a exata quantidade de comida que lhe é necessária. Muitos têm mau hálito, o que mostra que sua comida não foi bem digerida. Em muitos casos, torno a dizer, comer demais produz espinhas no rosto e no nariz. Muitos sofrem de gases. A raiz desses problemas, para colocar com simplicidade, é que convertemos nosso estômago em uma latrina e a carregamos conosco para onde vamos. Ao considerarmos a questão com sobriedade, não podemos evitar um inequívoco desprezo por nós mesmos. Se queremos evitar o pecado de comer em excesso, não devemos mais participar de banquetes de qualquer espécie. Devemos, é claro, alimentar nossos convidados, mas apenas se não violarmos as leis da saúde. Alguma vez já pensamos em convidar os amigos para limpar os dentes conosco ou beber um copo d'água? Comer não é igualmente uma questão de saúde? Assim, por que devemos fazer tanta confusão a respeito disso? Nos tornamos glutões pelo hábito de nossas línguas ansiarem sempre por sensações fora do comum. Daí pensarmos ser um dever sagrado entupirmos os convidados de comida, acalentando a esperança de que façam o mesmo quando chegar a vez deles. Se uma hora após a refeição pedirmos a um amigo de corpo limpo para cheirar nossa boca, e se ele for sincero em sua opinião, ficaremos totalmente envergonhados. Contudo, alguns são tão desavergonhados que tomam laxantes pouco depois de comer a fim de poderem comer mais; ou vomitam o que comeram para voltar ao banquete imediatamente! Mesmo os melhores de nós são mais ou menos culpados de comer excessivamente, e nossos sábios antepassados prescreveram frequentes jejuns como um dever religioso. De fato, meramente do ponto de vista da saúde, seria altamente benéfico jejuar pelo menos uma vez a cada quinze dias. Muitos hindus pios fazem somente uma refeição por dia durante a estação chuvosa. Essa prática se baseia nos mais sólidos princípios higiênicos, pois, quando o ar está úmido e o céu nublado, os órgãos digestivos ficam mais fracos que o habitual, devendo haver, portanto, uma redução da comida ingerida.

Agora, consideraremos quantas refeições podemos consumir em um dia. Inúmeras pessoas na Índia se contentam com apenas duas refeições diárias. Os trabalhadores braçais consomem três refeições, mas um sistema de quatro refeições surgiu depois da invenção dos remédios ingleses. Ultimamente, várias sociedades foram criadas na Inglaterra e na América para exortar as pessoas a fazer duas refeições por dia. Afirmam que não devíamos tomar desjejum pela manhã já que o próprio sono serve como desjejum. Assim que levantarmos de manhã, é preferível nos prepararmos para trabalhar ao invés de para comer.

Só devíamos fazer uma refeição depois de trabalharmos por três horas. Os que sustentam essa opinião fazem apenas duas refeições por dia e nem sequer tomam chá no intervalo. Doutor Deway, um experiente médico, escreveu um ótimo livro sobre jejum mostrando os benefícios de pular o café da manhã. Posso dizer também, por minha experiência, que não há absolutamente nenhuma necessidade de mais de duas refeições por dia para um adulto totalmente desenvolvido.

CAPÍTULO 7

EXERCÍCIO

O exercício é uma necessidade tão vital para o ser humano quanto o ar, a água e a comida; sem fazer exercícios regularmente ninguém pode ser saudável. Por *exercício* não queremos dizer apenas caminhar ou jogar hóquei, futebol e críquete; incluímos no termo toda atividade física e mental. Assim como a comida, o exercício é essencial tanto à mente quanto ao corpo. A mente fica tão enfraquecida pela falta de exercício quanto o corpo, e uma mente fraca é uma forma de doença. Por exemplo, um atleta especializado em luta não pode ser encarado como um homem de fato saudável se sua mente não for igualmente eficiente. Como já foi explicado, a verdadeira saúde é *uma mente sã num corpo são*.

Quais são então os exercícios que mantêm a mente e o corpo igualmente eficientes? Na realidade, a natureza fez com que pudéssemos exercer trabalho físico e mental ao mesmo tempo. A grande maioria dos homens vive do trabalho braçal. O lavrador tem de realizar um exercício corporal extenuante, pois precisa trabalhar de oito a dez horas por dia – às vezes, até mais – para assegurar casa e comida. E um trabalho braçal eficiente é impossível se a mente também não estiver em boas condições. O lavrador tem de atender aos diversos detalhes da lavoura; precisa ter um bom conhecimento de solos e estações, e talvez dos movimentos do sol, da lua e das estrelas. Mesmo os homens mais capazes serão superados pelo lavrador nessas questões. Ele conhece o estado de seus arredores imediatos muito bem, pode achar o rumo examinando as estrelas à noite, e conhece inúmeras coisas sobre pássaros e animais. Por exemplo, sabe que a chuva está prestes a cair quando certo tipo de pássaro se junta em bando e começa a fazer barulho. Conhece tanto da Terra e do Céu quanto é necessário a seu trabalho. Como tem de criar os filhos, precisa saber algo do *Dharma Sastra*.[10] Já que o camponês hindu vive ao ar livre, percebe facilmente a grandeza de Deus.

Claro que nem todos os homens podem ser lavradores, nem este livro é escrito para eles. Contudo, descrevemos a vida do lavrador por estarmos convencidos ser essa a vida natural para o homem. À medida que nos desviamos dessas condições naturais, a saúde sofre. A vida do lavrador nos ensina que devemos trabalhar pelos menos oito horas por dia, e isso deve envolver trabalho mental também.

Comerciantes e outros que levam uma vida sedentária fazem também algum trabalho mental, mas este trabalho é muito unilateral e inadequado para ser chamado de exercício. Para tais pessoas, homens inteligentes do Ocidente criaram jogos como críquete e futebol, e jogos menores que se desenrolam em festas e reuniões festivas. Quanto ao trabalho mental, a leitura de livros sobre essas atividades não envolve nenhum esforço. Sem dúvida, tais jogos exercitam o corpo; a questão é se são igualmente benéficos à mente. Quantos ótimos jogadores de futebol e críquete são homens de poderes mentais superiores? O que temos visto

---

[10] N.T.: Antigo código hindu sobre leis civis e sociais.

do equipamento mental dos príncipes indianos que obtiveram destaque como jogadores? Por outro lado, quantos homens excepcionais se dão ao trabalho de participar de tais jogos? Podemos afirmar, por nossa experiência, que há muito poucos jogadores entre aqueles dotados de grandes poderes mentais. Os ingleses adoram jogos. Contudo, o poeta inglês Rudyard Kipling fala com desprezo sobre a capacidade mental dos jogadores! Na Índia, porém, escolhemos um caminho diferente. Nossos homens fazem um árduo trabalho mental, mas pouco ou nada de exercício físico. Seus corpos, enfraquecidos pelo excessivo esforço mental, são atingidos por sérias doenças. E, exatamente quando o mundo espera beneficiar-se do seu trabalho, eles dão adeus para sempre! Nosso trabalho não deveria ser exclusivamente físico ou mental, nem ser aplicado só ao prazer do momento. O tipo ideal de exercício é o que dá vigor ao corpo tanto quanto à mente; só tal exercício pode manter um homem verdadeiramente saudável, e esse homem é o lavrador.

Mas o que farão os que não são lavradores? O exercício fornecido por jogos como o críquete é muito inadequado; é preciso imaginar algo diferente. A melhor coisa para homens comuns é manter um pequeno jardim próximo da casa e trabalhar nele algumas horas por dia. Alguns podem se perguntar: "e se morarmos numa casa que não é nossa?". Essa seria uma pergunta tola, pois seja quem for o proprietário, ele não objetará a que seu jardim seja melhorado pelo cultivo. E, ainda, teremos a satisfação de ajudar a manter um jardim limpo e bem cuidado. Os que não acham tempo para tal exercício, ou que não gostem dele, podem recorrer às caminhadas, o que é o melhor exercício a seguir. Realmente, esse exercício tem sido considerado como o rei de todos os exercícios. O motivo principal de nossos *sadhus*[11] e faquires serem fortes é que perambulam a pé de

---

[11] N.T.: Asceta indiano.

uma extremidade a outra do país. O grande escritor americano Henry Thoreau disse muitas coisas notáveis sobre a caminhada como exercício. Por exemplo, que os textos daqueles que ficam no interior das casas e nunca saem ao ar livre serão tão fracos quanto seus corpos. Referindo-se à própria experiência, afirma que os seus melhores trabalhos foram escritos sobretudo quando estava caminhando. Thoreau era um caminhante inveterado, para quem era comum andar quatro ou cinco horas por dia. Nossa paixão pelo exercício deveria ser tão forte a ponto de não pudermos dispensá-lo por qualquer motivo. Raramente percebemos como é fraco e fútil nosso trabalho mental se não for acompanhado por árduo exercício físico. Caminhar movimenta cada porção do corpo e assegura uma vigorosa circulação do sangue; quando caminhamos rápido o ar fresco é inalado pelos pulmões. Assim, há a inestimável alegria que os objetos naturais nos dão, alegria que vem de contemplar as belezas da natureza. Evidentemente, é inútil caminhar por ruas e estradas, ou fazer o mesmo caminho todo dia. Devemos andar por campos e florestas onde podemos usufruir da natureza. Andar um quilômetro ou cinco não é de modo nenhum andar. São necessários pelo menos dezesseis ou dezenove quilômetros para configurar um exercício. Os que não podem caminhar tanto todos os dias podem, ao menos, fazê-lo aos domingos. Um homem que sofria de indigestão foi ao médico para que este lhe receitasse remédios. Aconselharam-no caminhar um pouco todos os dias, mas ele protestou que estava fraco demais para isso. Então, o médico levou-o em sua charrete para um passeio. No caminho, deixou cair o chicote de propósito, e o doente, por cortesia, desceu para pegá-lo. Mas, a seguir, o médico partiu sem esperá-lo, e o pobre homem arrastou-se atrás da charrete. Quando o médico ficou satisfeito com o esforço de seu paciente, convidou-o a entrar na charrete de novo, explicando que aquilo fora um truque para fazê-lo caminhar. Nesse momento, quando o homem começou a ter fome, percebeu o valor do conselho médico e esqueceu o caso do chicote. Foi para a casa e comeu uma farta refeição. Os que sofrem de indigestão e doenças afins deviam experimentar esse remédio, percebendo de uma vez o valor da caminhada como exercício.

CAPÍTULO 8

ROUPA

A roupa também é, até certo ponto, uma questão de saúde. Por exemplo, senhoras europeias têm uma noção tão estranha da beleza que suas roupas são planejadas para estreitar a cintura e os pés, o quê, por sua vez, propicia várias doenças. Os pés das chinesas são diminuídos a tal ponto que ficam menores do que os pés de nossas crianças pequenas, prejudicando sua saúde. Esses dois exemplos mostram como a saúde pode ser afetada pela natureza do que se usa. Entretanto, nem sempre a escolha da vestimenta está em nossas mãos, pois temos forçosamente que adotar os usos de nossos antecessores. O propósito principal da vestimenta foi esquecido, e esta passou a ser encarada como indicativa da religião, país, raça e profissão da pessoa. Nesse estado de coisas, é muito difícil discutir a roupa estritamente do ponto de vista da saúde, mas tal discussão é necessariamente benéfica. No termo vestimenta, incluímos coisas como botas e sapatos, assim como joias e afins.

Qual é o principal objetivo da vestimenta? O homem no estado primitivo não usava roupa nenhuma. Andava nu e expondo praticamente o corpo inteiro. Sua pele era firme e forte, e ele suportava sol e chuva sem pegar resfriado e outras doenças. Como já foi explicado, inalamos o ar não apenas pelas narinas, mas também através dos inúmeros poros da pele. Assim, quando cobrimos o corpo com roupas, estamos impedindo essa função natural da pele; quando os povos dos países mais frios se tornaram cada vez mais indolentes, passaram a achar necessário cobrir os corpos. Não foram mais capazes de suportar o frio e o uso da roupa surgiu, passando a ser considerada não só uma necessidade, mas também um ornamento. Posteriormente, foi encarada como uma indicação de país, raça etc.

Na verdade, a própria natureza nos forneceu uma excelente cobertura: a pele do corpo. A ideia de que o corpo pareça inapropriado sem roupa é absurda, pois as melhores fotos são as que exibem o corpo nu. Quando cobrimos as partes mais comuns de nosso corpo, é como se nos envergonhássemos delas em seu estado natural e se víssemos falhas nos arranjos da natureza. Consideramos um dever multiplicar os enfeites e atavios para o nosso corpo à medida que ficamos mais ricos. A*dornamos* o corpo de vários modos medonhos, e nos orgulhamos de nossa boniteza! Se não estivéssemos cegos por tolos hábitos, veríamos que o corpo parece mais bonito quando nu, já que só nessa condição usufrui o seu lado mais saudável. Na realidade, a roupa desmerece a beleza natural do corpo. Entretanto, não satisfeito com a vestimenta, o homem começou também a usar joias. Uma loucura, pois é difícil entender como as joias possam acrescentar algo à beleza natural do corpo. As mulheres, no entanto, ultrapassaram todos os limites de decência na questão. Não se envergonham de usar braceletes tão pesados nos tornozelos que mal podem levantar os pés, ou furar os narizes e orelhas de modo medonho para colocar anéis e brincos, ou paramentar pulsos e dedos com anéis ou braceletes de diversos tipos. Tais ornamentos só servem para acumular sujeira no corpo; de fato, não há limite para nariz e orelhas sujas.

Tomamos essa imundície por beleza, e desperdiçamos dinheiro para consegui-la; não recuamos sequer em colocar a vida à mercê de ladrões. Não poupamos esforços para satisfazer tolas noções de vaidade que cultivamos arduamente. De fato, as mulheres se tornaram tão fascinadas por elas que não querem remover os brincos das orelhas mesmo quando estas tenham um problema de saúde. E ainda que tenham as mãos inchadas e doendo muito, não tiram os braceletes, recusando-se a remover o anel de um dedo inchado por imaginarem que sua beleza diminuiria se o fizessem!

Uma modificação completa no modo de vestir não é tarefa fácil, mas, certamente, é possível que todos renunciem às joias e roupas supérfluas. Precisamos conservar apenas algumas por respeito às convenções, e jogar o resto fora. Os que não têm a superstição de que a roupa é um ornamento podem certamente fazer modificações em seu modo de vestir, e manterem-se com boa saúde.

Hoje em dia, a noção de que aderir ao modo de vestir europeu é necessário para se manter decência e prestígio ganhou terreno entre nós. Este não é o local para discutir a questão em detalhe. Apenas frisarei que, embora a vestimenta dos europeus possa ser boa para os países frios da Europa, é extremamente inadequada para a Índia. Só as roupas indianas podem ser boas para os indianos, sejam eles hindus ou muçulmanos. Como nossa roupa é solta e aberta, o ar penetra na vestimenta; e sendo geralmente branca, não absorve o calor. A roupa preta é quente, já que absorve os raios de sol; consequentemente, o corpo os absorve também.

A prática de cobrir a cabeça com turbante tornou-se muito comum entre nós. Entretanto, devíamos manter a cabeça descoberta o máximo possível. Deixar o cabelo crescer, penteá-lo e escová-lo, parti-lo no meio e assim por diante, é quase bárbaro. Poeira, sujeira, lêndeas e piolhos se acumulam no cabelo, e se surge um furúnculo na cabeça, este não pode ser adequadamente tratado. Usar cabelo comprido seria estúpido especialmente para os que usam turbante. Os pés são também agentes comuns de doença. Pés que usam botas e sapatos acumulam sujeira e exsudam uma respiração malcheirosa. Tão grande é o fedor, que pessoas sensíveis a odores mal poderão ficar ao lado de alguém que tira sapatos e meias. Nossos termos comuns para sapatos – *protetor dos pés* e *inimigo do espinho* – mostram que deviam ser usados apenas quando temos que caminhar por um caminho áspero, ou por um terreno muito frio ou muito quente; além disso, apenas as solas deviam ser cobertas, e não todo o pé. Esse objetivo é atingido de modo excelente pela sandália. Os que têm o hábito de usar sapato sofrem de dores de cabeça, dores nos pés ou fraqueza no corpo. Se experimentarem andar descalços, vão descobrir imediatamente o benefício de manter os pés nus e livres do suor pela exposição ao ar.

CAPÍTULO 9

RELAÇÕES SEXUAIS

Eu pediria especialmente aos que estão lendo atentamente este livro para que leiam este capítulo com mais cuidado ainda, e reflitam bastante nesta questão. Há vários capítulos ainda a serem escritos, que serão considerados úteis a seu modo; mas nenhum é tão importante quanto este. Como eu já disse, não há uma só questão mencionada aqui que não seja baseada na minha experiência pessoal, ou que eu não acredite seja estritamente verdadeira.

As chaves da saúde são muitas, todas essenciais; mas a única coisa forçosamente necessária, acima de todas, é a *Brahmacharya*. Ar puro, água pura e comida saudável, é claro, contribuem para a saúde. Entretanto, como podemos ser saudáveis se desperdiçamos toda a saúde que adquirimos? Como evitar ser pobres se gastamos todo o dinheiro que ganhamos? Não há dúvida de que homens e mulheres nunca serão, os primeiros, viris, e as últimas, fortes, a não ser que observem a verdadeira *Brahmacharya*.

O que significa este termo? Ele significa que homens e mulheres deveriam evitar usufruírem uns aos outros. Isto é, não deveriam tocar uns aos outros com intenções carnais, nem mesmo em seus sonhos. Seus olhares mútuos deveriam estar limpos de qualquer sugestão de carnalidade. A força escondida que Deus nos deu deve ser conservada com rígida autodisciplina e transformada em energia e poder, não apenas do corpo, mas também da mente e da alma.

Entretanto, que espetáculo vemos em torno de nós? Homens e mulheres, jovens e velhos, sem exceção, enredados nas malhas da sensualidade. Cegos de lascívia, perdem todo o senso de certo e errado. Tenho visto até rapazes e moças se comportando como loucos sob essa influência fatal. Também eu já me comportei da mesma forma sob influências semelhantes, e não poderia ser diferente. Por um prazer momentâneo, sacrificamos em um instante todo o estoque de vitalidade que acumulamos. Depois que o desvario termina, vemo-nos numa condição miserável. Na manhã seguinte, sentimo-nos tremendamente fracos e cansados, com a mente se recusando a fazer seu trabalho. Então, tentamos remediar o dano com todo tipo de *tônico para os nervos*, e nos colocamos sob as ordens médicas para reparar o desperdício e recuperar a capacidade de prazer. Assim passam os dias e os anos, até que a velhice nos encontra totalmente emasculados no corpo e na alma.

No entanto, a lei da natureza é o exato inverso disso. Quanto mais velho ficamos, mais agudo devia ser o nosso intelecto. Quanto mais vivemos, maior deveria ser a capacidade de transmitir os frutos de nossa experiência acumulada aos outros seres humanos. E este de fato é o caso dos verdadeiros seguidores da Brahmacharya. Eles não conhecem o temor da morte e não esquecem de fazer o bem mesmo na hora da morte; sequer condescendem em queixas vãs. Morrem com um sorriso nos lábios e corajosamente enfrentam o dia do julgamento. Esses são os verdadeiros homens e mulheres. Só deles pode ser dito que conservaram sua saúde.

Dificilmente percebemos que a incontinência é a causa básica de toda a vaidade, raiva, medo e ciúme no mundo. Se nossa mente não está sob controle, se nos comportamos às vezes de modo mais tolo do que crianças pequenas, que pecados não podemos cometer consciente ou inconscientemente? Como podemos parar para pensar nas consequências de nossas ações, por mais vis e pecaminosas que sejam?

Mas o leitor pode perguntar: "quem já viu algum dia um verdadeiro seguidor da *Brahmacharya* nesse aspecto? Se todos se transformassem em seus seguidores, a humanidade não seria extinta? Não se transformaria em destruição e ruínas?". Vamos deixar de lado o aspecto religioso dessa questão e debatê-la simplesmente do ponto de vista secular. Na minha opinião, tais perguntas revelam apenas fraqueza e covardia. Não temos a força de vontade de observar a *Brahmacharya* e, por isso, buscamos pretextos para fugir ao dever. Os verdadeiros seguidores do método não estão, de modo nenhum, extintos; no entanto, se fosse fácil, qual seria o valor da *Brahmacharya*? Milhares de intrépidos trabalhadores têm de cavar profundamente na terra em busca de diamantes e, no final, talvez obtenham apenas um punhado deles das inúmeras pilhas de rochas. Quão maior, então, deve ser o trabalho envolvido na descoberta do diamante infinitamente mais precioso de um adepto da *Brahmacharya*? Se a observância dela deva significar a ruína do mundo, por que o lamentaríamos? Seremos Deus para ficarmos tão ansiosos pelo futuro do mundo? Ele que o criou certamente zela pela sua preservação. Não é da nossa conta inquirir se outras pessoas praticam ou não a *Brahmacharya*. Quando nos tornamos comerciantes, advogados ou médicos, paramos para considerar o destino do mundo se todos os homens fizessem como nós? O verdadeiro servidor da *Brahmacharya* descobrirá por si mesmo, a longo prazo, respostas a essas perguntas.

Como homens mergulhados nas lidas do mundo material colocariam tais ideias em prática? E o que fariam as pessoas casadas? Como teriam filhos? E o que fariam as pessoas que não conseguem controlar sua lascívia? A melhor solução para todas essas dificuldades já foi dada. Devemos manter esse ideal constantemente diante de nós, e tentarmos nos aproximar dele cada vez mais, o máximo que pudermos. Quando ensinamos crianças pequenas a escrever as letras do alfabeto, mostramos a elas os formatos perfeitos das letras e elas tentam reproduzi-las da melhor forma. Do mesmo modo, se trabalharmos continuamente pelo ideal da Brahmacharya, poderemos, em última análise, alcançá-lo. E se já formos casados? A lei da natureza estipula que a Brahmacharya só pode ser rompida quando o marido ou a mulher desejam muito um filho. Lembrando essa lei, aqueles que violam a Brahmacharya uma vez a quatro ou cinco anos não podem ser considerados escravos da lascívia nem perdem consideravelmente seu estoque de vitalidade. Infelizmente, como são raros os homens e as mulheres que só cedem ao anseio sexual por causa de um rebento. A vasta maioria, composta por milhares, volta-se para esse prazer meramente para satisfazer a paixão carnal, resultando disso que tenham filhos contra sua vontade. Na loucura da paixão sexual, não pensamos na consequência dos nossos atos. Nesse aspecto, os homens devem ser mais censurados do que as mulheres. O homem fica tão cego de lascívia que não lembra que a esposa é fraca e incapaz de cuidar de uma criança. No Ocidente, então, as pessoas ultrapassaram todos os limites da decência comum. Cedem aos prazeres sexuais e arquitetam medidas para fugir das responsabilidades de genitores. Há muitos livros sobre o assunto, e um comércio ativo fornece os meios que impedem a concepção. Até agora, estamos livres desse pecado, mas não evitamos impor o pesado fardo da maternidade às mulheres indianas, e sequer nos preocupamos se nossos filhos são fracos, impotentes ou imbecis. Cada vez que temos filhos abençoamos a Providência, escondendo assim de nós mesmos a vileza de nossos atos. Não devíamos considerar os filhos fracos, sensuais, aleijados e impotentes como um sinal da raiva de Deus? Devemos nos alegrar que rapazes e moças jovens demais tenham filhos? Pelo contrário, não é uma maldição de Deus? Sabemos que o fruto prematuro de uma planta jovem demais enfraquece a planta de que se origina, e tentamos de todas as maneiras retardar o aparecimento do fruto. Mas louvamos e agradecemos a Deus quando uma criança nasce de um pai-menino e uma mãe-menina! Algo pode ser mais lamentável? Achamos que o mundo pode ser salvo pelos incontáveis enxames dessas crianças impotentes multiplicando-se interminavelmente na Índia ou em qualquer outra parte do mundo? Somos de fato, nesse aspecto, muito piores que os animais inferiores, pois o touro e a vaca, por exemplo, juntam-se apenas com o objetivo de ter um bezerro. O homem e a mulher deveriam considerar um dever sagrado manter-se afastados do momento da concepção até o momento em que a criança é desmamada; mas continuamos alegremente a esquecer essa sagrada obrigação. Trata-se de uma incurável doença que enfraquece a mente e nos leva a uma morte prematura depois de arrastarmos uma existência miserável por um curto período. Os casais deviam entender a verdadeira função do casamento e não violar a lei da *Brahmacharya* exceto para ter um filho que perpetue a raça.

Entretanto, isso é muito difícil nas atuais condições. Nosso estilo de vida, discurso comum, dieta e meio ambiente são todos calculados para despertar e manter vivo o apetite sexual. A sensualidade é como um veneno devorando nossas vísceras. Alguns podem duvidar da possibilidade de nos libertarmos dessa servidão. Porém, este livro não foi escrito para os que abrigam dúvidas desse tipo, e sim para os que são realmente zelosos e tenham a coragem de dar passos ativos em direção ao aperfeiçoamento. Os que estão contentes com sua atual condição abjeta podem até se sentir ofendidos ao lerem estas linhas; espero, contudo, que o texto seja benéfico para os que estão francamente desgostosos com sua existência miserável.

De tudo que foi dito, depreende-se que os que ainda estão solteiros devam permanecer assim. Entretanto, se não podem evitar o casamento, que o efetuem o mais tarde possível. Por exemplo, os rapazes deviam fazer um voto de permanecerem solteiros até 25 ou trinta anos. Não explicaremos aqui todos os benefícios não físicos que resultam disso; mas os que querem usufruí-los podem fazê-lo por si mesmos.

Meu pedido aos pais lendo estas páginas é que não coloquem uma canga no pescoço dos filhos casando-os ainda na adolescência. Deveriam zelar também pelo bem-estar dos filhos, e não apenas por seus próprios interesses. Deixem de lado as tolas noções de orgulho de casta ou *respeitabilidade*, e não cedam a essas práticas cruéis. Que, em vez disso, queiram um verdadeiro bem aos filhos e zelem por seu aperfeiçoamento físico, mental e moral. Não há maior desserviço aos filhos do que empurrá-los para uma vida conjugal, com todas as suas tremendas responsabilidades e trabalhos, quando são ainda garotos.

Mais uma vez, as verdadeiras leis da saúde exigem que o homem que perde a esposa e a mulher que perde o marido devam permanecer solteiros para sempre depois dessas perdas. Há uma divergência de opinião entre os médicos: homens e mulheres precisam deixar seu fluido vital escapar? Alguns respondem a essa pergunta na afirmativa, outros na negativa. Mas isso não justifica que se tire vantagem da falta de unanimidade sobre o assunto para se obter a fruição sensual. Eu posso afirmar sem a menor hesitação, pela minha experiência, assim como a de outros, que a fruição sexual não só não é necessária para a preservação da saúde, mas positivamente prejudicial a ela. Toda a força que o corpo e a mente levaram muito tempo para adquirir é totalmente perdida com a fuga do fluido vital, e é necessário muito tempo para recuperar tal força; mesmo assim, não se pode dizer, com certeza, que ela seja totalmente recuperada. Uma vasilha quebrada pode fazer seu trabalho depois de remendada, mas será apenas uma vasilha quebrada. Como já foi enfatizado, é impossível preservar a vitalidade sem ar puro, água pura e comida saudável, assim como pensamentos puros. Na realidade, tão vital é a relação entre a saúde e a vida que levamos que nunca poderemos ser perfeitamente saudáveis se não vivemos de modo limpo. Um homem zeloso que, esquecendo os erros do passado, começa a viver uma vida de pureza, poderá colher o fruto dela imediatamente. Os que praticaram a verdadeira *Brahmacharya*, mesmo que num curto período, viram como seu corpo e mente melhoraram continuamente em força e capacidade; assim, não querem abrir mão sob nenhum pretexto desse tesouro. Eu próprio sou culpado de lapsos mesmo depois de compreender totalmente o valor da *Brahmacharya*, e tenho pago caro por isso. Sinto-me envergonhado e com remorso quando penso no terrível contraste entre minha condição antes e depois de tais lapsos. Contudo, aprendi com os erros do passado a preservar esse tesouro intacto e espero, com a graça de Deus, continuar a preservá-lo no futuro, pois tenho testemunhado em minha própria pessoa os inestimáveis benefícios da *Brahmacharya*. Casei-me cedo e fui pai ainda muito jovem. Quando despertei para a realidade, vi-me afundado em profunda degradação. Eu me considerarei amplamente recompensado por escrever essas páginas se pelo menos um leitor der ouvidos às minhas falhas e experiências, beneficiando-se com elas. Muita gente me diz, e acredito, que estou cheio de energia e entusiasmo, e que minha mente não é de modo algum fraca; alguns chegam a me acusar de rispidez. Há uma doença em meu corpo assim como em minha mente; entretanto, comparado a meus amigos, posso dizer que sou perfeitamente saudável e forte. Se mesmo após vinte anos de prazeres sensuais consegui alcançar esse estado, imagino como teria sido se tivesse me mantido puro durante esses vinte anos. Tenho certeza que se tivesse vivido uma vida de *Brahmacharya*, minha energia e entusiasmo seriam mil vezes maiores e eu teria podido devotá-los ainda mais às causas que defendo para o meu país. Se isso pode ser dito de um homem comum como eu, quão maravilhoso poderia ser ganhar em capacidade – física, mental e moral – que a ininterrupta *Brahmacharya* nos traz! Se a lei da *Brahmacharya* é tão estrita, o que podemos dizer dos culpados da ilegítima fruição sexual? O mal que surge do adultério e da prostituição é uma questão vital de religião e moralidade. Não podemos lidar com isso completamente num tratado sobre saúde. Aqui, estamos preocupados apenas em destacar como milhares de culpados desses pecados são afligidos pela sífilis e outras doenças impronunciáveis. O inflexível decreto da Previdência condena esses desgraçados a uma vida de absoluto sofrimento. Seu curto período de vida é gasto na abjeta servidão a charlatães na busca fútil de um remédio que os livre do sofrimento. Se não houvesse adultério, não haveria trabalho para 50% dos médicos, pelo menos. As doenças venéreas sufocam tanto a humanidade em suas garras que até os melhores médicos foram obrigados a admitir que, se o adultério e a prostituição continuarem, não há esperança para a raça humana. Os remédios para essas doenças são tão tóxicos que, embora pareçam trazer bem por um curto período, fazem surgir outras doenças ainda mais terríveis, que são passadas de geração em geração.

Concluindo este capítulo, enfatizaremos rapidamente como os casais podem preservar sua *Brahmacharya* intacta. Não é suficiente observar as leis da saúde quanto ao ar, água e comida. O homem não deve dormir no mesmo aposento com a esposa. É preciso pouca reflexão para mostrar que o único motivo possível da privacidade entre homem e mulher é o desejo de fruição sexual. Eles devem dormir separados à noite e se engajarem incessantemente em boas obras durante o dia. Ler livros que os encham de pensamentos nobres, meditar na vida dos grandes homens e viver na constante percepção de que a fruição sensual é a raiz de toda doença. Sempre que se sentirem impelidos à fruição, devem se banhar em água fria para que o calor da paixão possa esfriar e refinar-se em energia de atividade virtuosa. Isso é uma coisa difícil de fazer, mas nascemos neste mundo para lutar com dificuldades e tentações – e superá-las. Quem não tem força de vontade para tal nunca poderá usufruir da benção suprema da verdadeira saúde.

Parte II
ALGUNS TRATAMENTOS SIMPLES

CAPÍTULO 10

TRATAMENTO DE AR

Ao final da Parte I, concluímos a argumentação sobre os fundamentos da saúde e os meios de sua preservação. Se todos os homens e mulheres obedecessem às leis da saúde e praticassem seriamente a *Brahmacharya*, não haveria nenhuma necessidade dos capítulos seguintes, pois tais homens e mulheres estariam livres de todas as doenças do corpo e da mente. No entanto, onde poderemos achar esses homens e mulheres? Onde estarão os que não são afligidos pela doença? Entretanto, quanto mais estritamente observarmos as leis explicadas neste livro, mais estaremos livres da doença. Contudo, quando as doenças nos atacarem, precisamos lidar adequadamente com elas. Os capítulos seguintes mostrarão como fazê-lo.

Ar puro, tão essencial para a preservação da saúde, é também essencial para a cura de doenças. Por exemplo, se um homem que sofre de gota é tratado com ar aquecido pelo vapor, transpira abundantemente e sente alívio nas articulações. Esse tratamento a vapor é conhecido como *banho turco*.

Se um homem com febre alta for totalmente despido e posto para dormir ao ar livre, há uma queda imediata na sua temperatura e ele sente um nítido alívio. Se, quando sentir frio, for embrulhado num cobertor, passará a transpirar imediatamente e a febre cederá. No entanto, o que geralmente fazemos é exatamente o contrário. Mesmo se o paciente quer ficar ao ar livre, fechamos as portas e janelas do seu quarto e cobrimos o corpo do doente (inclusive cabeça e orelhas) com cobertores. O resultado disso é que ele assusta e se torna ainda mais fraco. Se a febre for o resultado de excesso de calor, o tratamento de ar descrito acima é perfeitamente inofensivo, e seu efeito é sentido instantaneamente. Claro que precisamos tomar providências para que o paciente não comece a tremer ao ar livre. Se ele não conseguir permanecer nu, podemos cobri-lo com cobertores.

A mudança de ar é um remédio eficaz para febre latente e outras doenças. A prática comum de adotar a mudança de ar é somente uma aplicação do princípio desse tratamento. Mudamos com frequência de residência na crença de que uma casa constantemente infestada por doenças é habitada por maus espíritos. Isso é uma mera ilusão, pois os verdadeiros *maus espíritos* são o ar poluído dentro da casa. Uma mudança de residência traz uma mudança de ar, e com ela a cura de doenças causadas pelo ar poluído. De fato, a relação entre saúde e ar é tão vital que os efeitos bons ou maus, até mesmo de uma mudança mínima, são instantaneamente sentidos. Os ricos podem arcar com viagens a lugares distantes para tal mudança, mas mesmo os pobres podem ir de uma aldeia a outra, ou pelos menos de uma casa para a outra. Até a mudança de aposentos na mesma casa pode trazer grande alívio a um doente. Deve-se tomar cuidado, claro, para que tal mudança seja para um ar melhor. Por exemplo, uma doença causada por ar úmido não pode ser curada com a mudança para uma localidade mais úmida ainda. Por falta de atenção a essas precauções simples é que a mudança de ar se mostra com frequência tão ineficaz.

Este capítulo foi dedicado a simples exemplos da aplicação do ar no tratamento das doenças, enquanto o capítulo sobre esse assunto na Parte I deste livro apresentou considerações gerais sobre o valor do ar puro na saúde. Portanto, peço aos leitores que leiam esses dois capítulos um depois do outro.

CAPÍTULO 11

CURA PELA ÁGUA

Já que o ar é invisível, não conseguimos perceber o modo maravilhoso como funciona. Entretanto, o trabalho da água e seus efeitos curativos podem ser facilmente vistos e compreendidos.

Todo mundo conhece algo sobre o uso do vapor como agente curativo. Nós o empregamos com frequência em casos de febre, e em geral ele consegue curar fortes dores de cabeça apenas com sua aplicação. Em casos de dores reumáticas nas articulações, pode-se obter um alívio rápido com o uso do vapor seguido por um banho frio. Furúnculos e úlceras não curados por simples curativos com unguentos podem cicatrizar com a aplicação de vapor.

No caso de fadiga extrema, um banho a vapor ou de água quente imediatamente seguido por um banho de água fria serão muito eficazes. Também em casos de insônia, obtém-se um alívio instantâneo dormindo-se ao ar livre depois de um banho a vapor seguido de um banho frio.

Pode-se usar sempre a água quente como um substituto do vapor. Quando há dor forte na barriga, consegue-se um alívio instantâneo aquecendo-se o doente com uma garrafa de água fervendo envolvida num pano espesso e aplicada em torno da cintura. Quando se quiser vomitar, pode-se provocar o vômito bebendo-se bastante água quente. Os que sofrem de prisão de ventre geralmente se beneficiam muito se beberem um copo de água quente na hora de dormir ou logo depois de levantar e limpar os dentes pela manhã. Sir Gordon Spring atribuía sua excelente saúde ao hábito de tomar diariamente um copo de água quente antes de ir para a cama e após levantar-se de manhã. Os intestinos de muitos só funcionam depois que tomam o chá da manhã, levando-os a supor tolamente ser o chá que consegue esse resultado. Na verdade, o chá apenas causa dano, e é de fato a água quente no chá que faz os intestinos funcionarem.

Um catre especial é usado geralmente em banhos à vapor, mas isso não é essencial. Deve-se manter um fogão à querosene ou à álcool, ou alimentado por madeira ou carvão, ardendo sob uma cadeira de bambu comum. Coloca-se sobre o fogo uma vasilha com água, tampada, e sobre a cadeira estica-se um lençol ou cobertor de modo que penda na frente e proteja o paciente do calor do fogo. A seguir, o paciente deve se sentar na cadeira e ser envolvido com lençóis ou cobertores. Após colocado nessa posição, a vasilha deve ser destampada para que o paciente seja exposto ao vapor. Nossa prática comum de cobrir também a cabeça do doente é uma precaução desnecessária. O calor do vapor percorre o corpo até à cabeça e provoca uma profusa transpiração no rosto. Se o paciente estiver fraco demais para sentar-se, pode-se deitá-lo num catre com interstícios, tomando cuidado para que nenhuma parte do vapor escape. Evidentemente, deve-se ter cuidado para que suas roupas e seus cobertores não peguem fogo, assim como se deve considerar o seu estado, já que uma negligente aplicação de vapor tem os seus riscos – de fato, o indivíduo sente-se fraco depois de um banho à vapor, mas tal fraqueza não dura muito tempo. O uso muito frequente do vapor, no entanto, enfraquece a constituição, e é da maior importância que seja utilizado criteriosamente. Ele pode também ser aplicado isoladamente a qualquer parte do corpo. Por exemplo, em casos de dor de cabeça, não é necessário expor o corpo inteiro ao vapor. A cabeça deve ficar pouco acima de um jarro de boca estreita com água fervendo, e envolvida num pano. A seguir, o vapor deve ser inalado através do nariz para que possa penetrar na cabeça. Se a passagem nasal está bloqueada, também será aberta durante o processo. Do mesmo modo, se houver inflamação em qualquer parte do corpo, ela só precisa ser exposta ao vapor.

Poucos percebem o valor curativo da água fria, embora esta seja mais valiosa nisso do que a água quente, podendo ser usada até pelo indivíduo mais enfraquecido. Na febre, varíola e doenças de pele, é muito benéfica a aplicação de um lençol mergulhado na água fria, produzindo com frequência resultados surpreendentes; e qualquer um pode experimentar o procedimento sem o menor risco. Tonteira ou delírio podem ser imediatamente aliviados amarrando-se à volta da cabeça um pano mergulhado em gelo derretido. Gente que sofre de prisão de ventre geralmente se beneficia muito ao envolver a barriga com um pano mergulhado no gelo derretido. Descargas seminais involuntárias geralmente podem ser evitadas pelos mesmos meios. Sangramentos em qualquer parte do corpo são detidos com a aplicação de uma bandagem mergulhada em água bem fria. O sangramento nasal cessa quando derramamos água fria sobre a cabeça. Doenças nasais, resfriados e dores de cabeça podem ser curados enchendo-se o nariz com água pura e fria. A água pode ser colocada numa narina e expelida pela outra, ou colocada nas duas narinas e expelida pela boca. Não há nenhum dano se a água chegar ao estômago, desde que as narinas estejam limpas. Na verdade, o melhor modo de manter as narinas limpas é esse mesmo. Os que não conseguem lavar as narinas com água podem usar uma seringa; porém, após algumas tentativas, isso pode ser feito facilmente. Todos deveriam aprender a fazê-lo, já que é tão simples quanto um remédio eficaz contra dores de cabeça, mau cheiro no nariz e acúmulo de sujeira na passagem nasal. Muita gente tem medo de fazer um enema,[12] e muitos pensam até que isso enfraquece o corpo. Contudo, tais temores não têm fundamento algum. Não há outro meio mais eficiente de produzir uma imediata evacuação dos intestinos. O método provou sua eficácia em muitas doenças nas quais todos os outros remédios falharam. Ele limpa completamente o intestino, impedindo o acúmulo de matéria tóxica. Se os que sofrem de dores reumáticas, indigestão ou dores causadas pelas condições pouco saudáveis de seus intestinos fizessem um enema com menos de um litro de água veriam como seu efeito é instantâneo. Um autor que sofria de indigestão crônica nos conta que inutilmente tomou vários remédios para debelá-la; emagrecido, experimentou o enema e este restaurou logo seu apetite, curando-o da doença em poucos dias. Até enfermidades como a icterícia podem ser curadas com a aplicação desse tratamento. Se for preciso utilizá-lo com frequência, deve-se usar água fria, pois o uso repetido da água quente pode enfraquecer a constituição do indivíduo.

Após repetidas experiências, o médico alemão Louis Kuhne chegou à conclusão que a cura pela água é a melhor para todas as doenças. Seus livros sobre o assunto são tão populares que estão agora disponíveis em quase todas as línguas do mundo, inclusive as da Índia. Esse médico argumenta que o abdômen é a sede de todas as doenças. Quando há calor demais no abdômen, ele se manifesta em forma de febre, reumatismo, erupções no corpo e coisas semelhantes. Na realidade, a eficácia da

---

[12] N.T.: Lavagem dos intestinos introduzindo-se água no organismo pelo reto.

cura pela água foi reconhecida por diversas pessoas antes de Kuhne, mas foi ele quem, pela primeira vez, apontou a origem comum de todas as doenças. Não precisamos aceitar inteiramente suas opiniões, mas é um fato inequívoco que seus princípios e métodos se mostraram eficazes em muitas doenças. Para dar um exemplo, entre tantos dentro da minha experiência, em um caso de reumatismo muito grave, a cura foi obtida a partir de seu método, quando todos os remédios experimentados tinham se mostrado inúteis.

O doutor Kuhne afirma que o calor no abdômen diminui com a aplicação de água fria. Por isso, ele receita o banho do abdômen e partes adjacentes com água fria. Para maior conveniência disso, arquitetou um tipo especial de banheira, embora não seja indispensável; banheiras de metal de forma oval e diferentes tamanhos para pessoas com alturas diferentes servirão igualmente, e são encontradas nas lojas. Três quartos da banheira precisam ser enchidos com água fria, devendo o paciente sentar-se nela de tal modo que os pés e a parte superior do corpo permaneçam fora d'água, estando o resto do corpo, até os quadris, mergulhado nela. De preferência, os pés devem estar pousados num banquinho baixo. O paciente deve estar nu mas, se sentir frio nos pés, poderá cobri-los, assim como a parte superior do corpo, com um cobertor. Se for usada uma camisa, esta precisa ser mantida totalmente fora da água. O doente tomará banho em um aposento onde haja muita luz e ar fresco. O paciente deve então massagear (ou ter massageado) o abdômen com uma pequena toalha áspera entre cinco a trinta minutos ou mais. O efeito é sentido imediatamente na maioria dos casos. No reumatismo, os gases saem do estômago em forma de eructações etc., e nos casos de febre, o termômetro baixa um ou dois graus. Os intestinos ficam realmente limpos com esse processo; a fadiga desaparece, a insônia é eliminada e a sonolência extrema dá lugar ao vigor. Essa oposição de resultados é mais aparente que real: pois falta de sono ou excesso dele se originam da mesma causa. Também a disenteria e a prisão de ventre, ambas causadas pela indigestão, são curadas por esse método. Hemorroidas de longo prazo também podem ser curadas com esse banho, associado a uma dieta adequada. Os que sofrem com a necessidade de cuspir constantemente devem recorrer a esse tratamento para uma cura. Por meio dele, os fracos podem se tornar fortes; até o reumatismo crônico pode ser curado. É também um remédio eficaz para hemorragias, dores de cabeça e envenenamento do sangue. Kuhne o receita como método valioso até para o câncer. Uma mulher grávida que o pratica regularmente terá um parto fácil. Em suma, todas as pessoas, sem distinção de idade ou sexo, podem utilizá-lo com vantagem.

Há outro tipo de banho, conhecido como *pacote de lençóis úmidos*, que é um remédio infalível para várias doenças. Esse banho é tomado da seguinte maneira: coloca-se ao ar livre uma mesa ou cadeira – grande o suficiente para que o paciente possa se deitar completamente nela. Sobre a mesa são estendidos uns quatro cobertores (pendendo dos lados), mais ou menos de acordo com a temperatura do momento. Por cima deles, esticamos dois espessos lençóis brancos mergulhados em água fria, com um travesseiro colocado em uma das extremidades sobre os cobertores. Então, o paciente se despe (deixando um pequeno pano na cintura, se quiser) e se deita sobre os lençóis com as mãos nas axilas. A seguir, seu corpo é embrulhado nos lençóis e cobertores, um por um, tendo-se o cuidado para que as partes pendentes sobre os pés sejam bem aconchegadas para cobri-los. Se o paciente estiver exposto ao sol, pode se cobrir sua cabeça e rosto com um pano úmido, mantendo-se o nariz de fora. Inicialmente, o paciente poderá ter alguns tremores, mas isso logo dará lugar a uma sensação agradavelmente morna. Ele pode ficar nessa posição de cinco minutos a uma hora, ou mais. Após algum tempo, começa a transpirar, ou às vezes adormece. Assim que deixar os lençóis, precisa tomar um banho de água fria. Esse é um excelente remédio para varíola, febre e doenças da pele como sarna, micoses, espinhas e pústulas. Mesmo as piores formas de catapora e varíola são completamente curadas por tal processo. Todos podem facilmente aprender a utilizar o *pacote de lençóis úmidos* em si mesmo e aplicá-lo em outros, podendo verificar por si próprios seu maravilhoso efeito. À medida que toda a sujeira do corpo passa para os lençóis no processo do banho, eles não devem ser usados novamente antes de bem lavados com água fervendo.

Desnecessário dizer que os benefícios desses banhos só podem ser obtidos completamente se as regras já mencionadas quanto à dieta, exercícios etc. forem estritamente observadas. Se um paciente reumático tomar o banho de Kuhne ou aplicar o *pacote de lençóis úmidos* e continuar ingerindo alimentos pouco saudáveis, respirando ar impuro e negligenciando seu exercício, como poderá retirar algum bem do tratamento? Só quando acompanhada pela estrita observância de todas as leis da saúde é que a cura pela água pode ter algum efeito; e quando empregada assim, seus efeitos são seguros e imediatos.

CAPÍTULO 12

O USO DA TERRA

Passaremos agora a descrever as propriedades curativas da terra, que são em alguns casos mais notáveis ainda do que as da água. Que a terra tenha tais propriedades não é de causar surpresa; o nosso próprio corpo é composto de elementos terrenos. Na verdade, usamos a terra como um agente purificador. Lavamos o chão com terra para remover maus cheiros, colocamos terra sobre matéria em decomposição para impedir a poluição do ar, lavamos as mãos com ela e até mesmo a empregamos para limpar as partes privadas. Os iogues passam terra no corpo; alguns a usam para curar furúnculos e úlceras; corpos mortos são enterrados na terra para que não conspurquem a atmosfera. Tudo isso mostra que a terra tem muitas e valiosas propriedades como agente curativo e purificador.

Da mesma forma que o doutor Kuhne dedicou atenção especial à cura pela água, outro médico alemão fez um estudo especial sobre a terra e suas propriedades, chegando a dizer que ela pode ser usada com êxito no tratamento das mais complicadas doenças. Esse médico afirma que certa vez, num caso de picada de cobra no qual todos deram o indivíduo como morto, ele restaurou a vida do homem cobrindo-o de terra por algum tempo. Não há razão para duvidar da veracidade do relato. Sabe-se que um grande calor é gerado pelo corpo quando é enterrado; embora não possamos explicar exatamente como o efeito se processa, é inegável que a terra tem a propriedade de absorver o veneno. De fato, nem todos os casos de picada de cobra podem ser curados assim, mas o método certamente deve ser experimentado. E posso dizer por minha experiência que, em casos de picada de escorpião e coisas semelhantes, o uso da lama é particularmente benéfico.

Eu mesmo experimentei com sucesso as seguintes formas de cura pela terra. Prisão de ventre, disenteria e dor crônica no estômago foram curadas com cataplasmas de lama sobre o abdômen por dois ou três dias. Alívio instantâneo tem sido obtido em casos de dor de cabeça aplicando-se uma bandagem de lama em torno dela. Olhos inflamados também foram curados pelo mesmo método; ferimentos de todo tipo, acompanhados ou não de inflamação, também foram curados assim. Antigamente, eu não podia ficar bem sem uma dose regular de sal de fruta Eno e coisas semelhantes. Mas, desde 1904, quando aprendi o valor da cura pela terra, não precisei usar o sal de fruta uma só vez. Um cataplasma de lama sobre o abdômen e a cabeça alivia nitidamente a febre alta. Doenças de pele como a sarna, micoses e furúnculos foram curados com uso da lama. Sem dúvida, porém, úlceras com pus não são curadas tão facilmente. Queimaduras e escaldaduras são igualmente curadas pela lama, o que impede a infecção. Também se curam hemorroidas com o mesmo tratamento. Quando mãos e pés ficam vermelhos e inchados devido ao frio, a lama é um remédio infalível. Dor nas articulações também é aliviada por ela. Por essas e outras experiências da cura pela lama, cheguei à conclusão que a terra é um elemento inestimável no tratamento doméstico das doenças.

Nem todo o tipo de terra é igualmente benéfico, claro. Terra seca retirada de um lugar limpo mostrou-se a mais eficaz. Ela não deve ser excessivamente grudenta. O melhor ponto da lama para o uso benéfico fica entre a areia e a argila. É evidente que não deve conter excremento de vaca e outras impurezas. Antes de ser usada, precisa ser bem peneirada com uma peneira fina e mergulhada na água fria para se obter a consistência da massa de pão bem amassada. A seguir, deve ser amarrada num pedaço de pano limpo e não engomado, e usada na forma de um cataplasma espesso. O cataplasma não deve ser removido antes que a lama comece a secar, o que geralmente leva de duas a três horas. A lama utilizada jamais deve ser usada de novo. Mas um pano que já foi usado pode ser utilizado novamente desde que bem lavado, e não contenha sangue e outras matérias sujas. Se o cataplasma tem de ser aplicado no abdômen, este deve ser coberto primeiro com um pano morno. Todos deveriam ter em casa uma lata cheia de terra pronta para uso, para que não se precise buscá-la quando necessário. Isso evitaria desperdiçar um tempo precioso em casos em que a demora no tratamento é perigosa, como na picada do escorpião, por exemplo.

CAPÍTULO 13

A FEBRE E SUA CURA

Passemos agora a considerar algumas doenças em especial e os meios para curá-las. Primeiro, a febre. Geralmente aplicamos o termo *febre* a um calor anormal no corpo, mas médicos ingleses distinguiram muitas variedades delas, cada qual com seu próprio sistema de tratamento. No entanto, seguindo a prática comum dos princípios elaborados nesses capítulos, podemos dizer que todas as febres podem ser curadas de uma única e mesma maneira. Venho tentando esse tratamento único para todas as variedades, da simples febre até à peste bubônica, com resultados invariavelmente satisfatórios. Em 1904 houve um severo surto da peste entre os indianos da África do Sul. Foi tão severo que, de 23 pessoas afetadas, 21 morreram num espaço de 24 horas; das duas remanescentes removidas para o hospital, apenas uma sobreviveu: um homem tratado com cataplasma de lama. Não podemos concluir, é claro, que foi o cataplasma que o salvou; de qualquer modo, inegavelmente, não lhe fez nenhum mal. Os dois sofriam de febre alta causada pela inflamação dos pulmões e ficaram inconscientes. O homem no qual foi tentado o cataplasma de lama estava tão mal que cuspia sangue, e eu soube posteriormente por um médico que ele tinha sido insuficientemente alimentado só com leite. Como a maioria das febres são causadas por desordens do intestino, a primeira coisa a fazer é suspender a alimentação do paciente. Dizer que um homem fraco ficará mais fraco se não se alimentar é mera superstição. Como já vimos, a única porção realmente útil do alimento é a que é assimilada ao nosso sangue; o remanescente apenas bloqueia os intestinos. Com a febre, os órgãos digestivos ficam muito fracos, a língua branca, os lábios duros e secos. Se for dado algum alimento ao paciente nessas condições, ele continuará sem fazer a digestão e com febre. Retirar a alimentação do paciente dá a seus órgãos digestivos tempo para realizar seu trabalho. Daí a necessidade de mantê-lo em jejum absoluto por um dia ou dois. Ao mesmo tempo, ele deve tomar ao menos dois banhos por dia, segundo o sistema de Kuhne. Se estiver fraco demais ou sentir um grande mal-estar, um cataplasma de lama deve ser aplicado em seu abdômen. Se sua cabeça dói ou se ele se sentir quente demais, um cataplasma será também aplicado em sua cabeça. O paciente deve, tanto quanto possível, ser colocado ao ar livre, bem coberto. Nas horas das refeições, ele pode tomar suco de limão bem filtrado, misturado com água fria ou fervendo e, se possível, sem qualquer açúcar. Isso tem um efeito muito benéfico, e só deve ser administrado se os dentes do paciente suportarem o azedo da fruta. Posteriormente, pode lhe ser dado metade de uma banana-da-terra ou inteira bem misturada a uma colher de azeite de oliva, juntando-se a esta uma colher de suco de limão. Se o paciente sentir sede, deve tomar água fervida e esfriada, ou suco de lima – nunca água não fervida. Suas roupas devem ser as mais leves possíveis, e trocadas com frequência. Mesmo pessoas com febre tifoide e doenças assemelhadas foram curadas com esse simples tratamento e gozam atualmente de perfeita saúde. Uma cura aparente pode ser conseguida por quinino, mas este realmente traz outras doenças no seu rastro. Até mesmo na febre da malária, para a qual o quinino é supostamente o remédio mais efetivo, raramente vi um alívio permanente. Por outro lado, tenho visto vários casos de pacientes com malária serem permanentemente curados pelo tratamento descrito acima.

Muitas pessoas subsistem apenas de leite durante a febre, mas, na minha experiência, ele é danoso nos estágios iniciais da doença, já que é difícil de ser digerido. Se o leite tem de ser dado, melhor que o seja na forma de *café-trigo*, ou uma pequena quantidade de farinha de arroz bem cozida na água; mas em formas extremas da febre, ele não deve ser dado de todo.

Em tais condições, o suco do limão pode sempre ser ministrado na forma descrita acima com grande sucesso. Assim que a língua ficar limpa, a banana-da-terra pode ser incluída na dieta. Se houver prisão de ventre, um enema de água quente com bórax deve ser aplicado de preferência a laxantes, depois do quê, uma dieta de azeite de oliva manterá os intestinos livres.

CAPÍTULO 14

PRISÃO DE VENTRE, DISENTERIA, CÓLICAS E HEMORROIDAS

À primeira vista, pode parecer estranho ter quatro doenças diferentes colocadas juntas neste capítulo. Contudo, na realidade, elas estão estreitamente ligadas e podem ser curadas mais ou menos da mesma forma. Quando a barriga fica bloqueada por matéria não digerida, isso leva a uma ou outra doença, segundo as várias constituições dos indivíduos. Em alguns, isso produz prisão de ventre. Não há evacuação (ou apenas parcial), causando um grande esforço para se eliminar as fezes que pode resultar em sangramento, às vezes em descarga de muco, ou mesmo hemorroidas. Em outros, essa condição leva à diarreia que, com frequência, acaba em disenteria. Em outros ainda, pode levar a cólicas, acompanhadas por dor no estômago e descarga de muco.

Em todos esses casos, o paciente perde o apetite, fica pálido e fraco, com a língua esbranquiçada e com mau hálito. Muitos também sofrem de dores de cabeça e outros males. A prisão de ventre é, na verdade, tão comum, que centenas de pílulas e pós foram criados para curá-la. A função principal de remédios patenteados como Mother Siegel's Syrup e sal de fruta Eno servem para aliviar a prisão de ventre. Daí, milhares de pessoas recorrerem a eles na vã esperança de serem curadas de vez. Qualquer médico tradicional da Índia dirá que a prisão de ventre e coisas semelhantes são resultado da indigestão, e que a melhor maneira de curá-las seria remover as causas dessa. Contudo, os mais sinceros deles confessarão que são forçados a fabricar pílulas e pós, já que os pacientes não estão de fato preparados para renunciar a seus hábitos ruins – mas, ao mesmo tempo, querem ser curados. De fato, os anúncios de tais remédios chegam ao ponto de prometer àqueles que os compram que não precisam fazer nenhuma restrição quanto à dieta e coisas semelhantes; podem beber e comer o que quiserem. Contudo, não preciso dizer aos meus leitores que isso é uma série de mentiras. Todos os laxantes são invariavelmente danosos à saúde. Até o mais suave deles, ainda que possa aliviar a prisão de ventre, provoca outras formas de doença. Para esses remédios causarem algum bem, os pacientes precisam mudar seu estilo de vida de modo a não terem que voltar aos laxantes de novo. Por outro lado, não pode haver dúvida que eles provocam novas doenças, mesmo se supondo que sirvam para nos livrar das antigas. A primeira coisa a se fazer em caso de prisão de ventre e afins é reduzir a quantidade de comida; especialmente coisas pesadas como *ghee*, açúcar e creme de leite. Devemos também, é claro, abandonar totalmente o vinho, tabaco, *bhang*, chá, café, chocolate e pães de farinha branca de moinho. A dieta deve se consistir, na maior parte, de frutas frescas e azeite de oliva.

O paciente deve ter sua alimentação suspensa por 36 horas antes do tratamento começar. Durante esse tempo e depois, é preciso aplicar cataplasmas de lama em seu abdômen enquanto ele dorme; e como já foi dito, ele precisa tomar um ou dois *banhos de Kuhne*, devendo ser obrigado a caminhar ao menos por duas horas diariamente. Tenho visto casos severos de prisão de ventre, disenteria, hemorroidas e cólicas efetivamente curados por esse simples tratamento. É claro que as cólicas podem não desaparecer completamente, mas certamente deixarão de causar problemas. Doentes de cólicas deviam ter um cuidado especial de não consumir qualquer alimento exceto suco de limão em água quente, caso haja uma descarga de sangue ou muco. Se há dor lancinante no estômago, ela pode ser curada aquecendo-se o abdômen do doente com uma garrafa de água quente ou um pedaço de tijolo bem aquecido. É desnecessário dizer que o doente deve permanecer constantemente ao ar livre.

Frutos como ameixa seca, passas, laranja e uva são especialmente úteis na prisão de ventre. Isso não significa, é claro, que tais frutas possam ser comidas quando não houver fome, e não se deve comê-las, de modo algum, nos casos de cólicas acompanhadas por mau hálito.

CAPÍTULO 15

DOENÇAS CONTAGIOSAS: VARÍOLA[13]

Falaremos agora do tratamento de doenças contagiosas. Elas têm uma origem comum, mas, já que a varíola é de longe a mais importante, dedicaremos a essa doença um capítulo à parte, lidando com as demais em outro capítulo. Todos nós temos um medo terrível da varíola, possuindo noções muito rudimentares sobre ela. Na Índia, chegamos até mesmo a cultuá-la

---

[13] N.E.: É importante se colocar aqui que, apesar de controverso, principalmente diante dos atuais movimentos contra a vacinação que têm aparecido no Brasil e em outros países nos últimos anos, decidiu-se incluir este capítulo na presente edição com o propósito de se manter a unidade do livro, conforme sua publicação original.

Fruto de sua vivência entre duas culturas, a hindu e a britânica, o pensamento de Gandhi sobre este assunto deve ser interpretado com cautela, levando-se em conta questões tanto políticas (a posição de colônia de seu país em relação à Inglaterra, com a qual ele mais tarde se colocaria na linha de frente para reverter) quanto, e acima de tudo, religiosas (a dessacralização do corpo causada pelo consumo de substâncias não naturais).

como uma deidade. De fato, assim como as outras doenças, ela é causada pelo sangue tornando-se impuro graças a uma desordem dos intestinos; o veneno que se acumula no sistema é expelido em forma de varíola. Se tal opinião é correta, então não há absolutamente necessidade de se ter medo dessa moléstia. Se ela fosse realmente uma doença contagiosa, todos a pegariam meramente ao tocar num paciente. Mas, nem sempre esse é o caso. Não há dano algum em se tocar o paciente, contanto que tomemos algumas precauções ao fazê-lo. Não podemos, é claro, afirmar que a varíola nunca é transmitida pelo toque, pois os que estão numa condição fisicamente favorável à sua transmissão irão pegá-la. Assim, numa localidade onde a varíola aparece, muitos são atacados por ela ao mesmo tempo. Isso fez nascer a superstição de que é uma doença contagiosa, levando à tentativa de desorientar as pessoas fazendo-as crer que a vacina é um meio eficaz de preveni-la. O processo de vacinação consiste em injetar na pele do indivíduo sadio o líquido obtido do corpo do paciente de varíola que é inoculado no úbere de uma vaca. A mistura resultante é a vacina. A teoria original é a de que uma única vacinação seria suficiente para imunizar o indivíduo dessa doença a vida inteira; mas quando se descobriu que mesmo pessoas vacinadas são atingidas pela doença, surgiu uma nova teoria de que a vacina deveria ser renovada após um certo período. Hoje em dia, tornou-se regra para todas as pessoas – vacinadas ou não – se vacinarem sempre que há um surto de varíola em qualquer localidade. Assim, não é incomum termos pessoas que foram vacinadas cinco ou seis vezes, ou até mais.

A vacina é uma prática bárbara e a mais fatal de todas as ilusões de nossa época, não sendo encontrada até mesmo entre as chamadas raças selvagens do mundo. Seus adeptos, não contentes com sua adoção por aqueles que não tem objeção a ela, buscam impô-la com a ajuda de leis penais e punições rigorosas para todas as pessoas. A prática da vacina não é muito velha, datando apenas de 1798. Entretanto, durante esse período comparativamente curto, milhões caíram sob a ilusão de que os que se vacinam estão imunes ao ataque da varíola. Ninguém pode dizer que a varíola atacará necessariamente os que não foram vacinados; observaram-se muitos casos de pessoas não vacinadas que não foram atingidas pela doença. Evidentemente, pelo fato de que alguns que não foram vacinados terem pego a doença não podemos concluir que teriam ficado imunes se tivessem se vacinado. Além disso, a vacinação é um processo muito sujo, pois o soro introduzido no corpo humano inclui não apenas o da vaca, mas também o do paciente com varíola. Um homem comum vomitaria diante da mera visão desse líquido. Se por acaso alguém chegar a tocá-lo, sua mão é lavada com sabão. A simples sugestão de provar seu sabor nos enche de indignação e nojo. No entanto, muito poucos dos que são vacinados percebem que estão, na verdade, ingerindo esse negócio nojento. A maioria das pessoas sabe que, em várias doenças, remédios e alimentos líquidos são injetados no sangue, e que são assimilados pelo sistema mais rapidamente do que se fossem consumidos oralmente. Na verdade, a única diferença entre a injeção e o processo comum de introduzir alimento pela boca é a de que, no primeiro caso, a assimilação é instantânea, enquanto que no último, é lenta. Mesmo assim, continuamos a permitir que nos vacinem! Como já foi muito bem-dito, os covardes morrem de uma morte em vida, e nossa febre por vacinação é devido unicamente ao medo da morte ou desfiguração pela varíola.

    Não posso evitar o sentimento de que a vacinação viola os ditames da religião e da moralidade. Beber o sangue de animais mortos é encarado com horror até pelos habituais comedores de carne. Contudo, o que é a vacinação senão consumir o sangue envenenado de um inocente animal vivo? Melhor seria que homens tementes a Deus se tornassem mil vezes vítimas da varíola, mesmo tendo uma morte terrível, do que serem culpados de tal sacrilégio.

Muitos dos mais sérios homens da Inglaterra vêm investigando arduamente os desdobramentos ruins da vacinação, formando uma Sociedade Antivacinação. Os membros dessa Sociedade declararam-se abertamente contra a vacina; muitos chegaram até a ser presos por essa causa. Suas objeções à vacinação, em resumo, são as seguintes:

1) A preparação da vacina do úbere de vacas ou bezerras provoca inauditos sofrimentos em milhares de criaturas inocentes, e isso não pode ser justificado por quaisquer ganhos resultantes da vacinação;

2) Em vez de fazer bem, a vacinação produz considerável dano, originando muitas doenças novas. Nem seus advogados podem negar que, depois da sua introdução, surgiram inúmeras doenças novas;

3) A vacina preparada com o sangue de um paciente de varíola provavelmente contém e transmite os germes de diversas doenças de que ele possa estar sofrendo;

4) Não há garantias de que a varíola não atinja os vacinados. Doutor Edward Jenner, inventor da vacinação, supôs originalmente que a imunidade perfeita poderia ser garantida por uma única injeção num único braço; mas quando descobriu sua falha, afirmou que a vacina nos dois braços obteria a imunização; e quando mesmo isso se mostrou ineficaz, passou a ser dito que ambos os braços deviam ser vacinados em mais de um lugar, e que a vacinação deveria ser renovada uma vez a cada sete anos. Finalmente, o período de imunidade foi reduzido a três anos! Tudo isso mostra claramente que os próprios médicos não têm nenhuma opinião definitiva sobre a questão. A verdade, como já dissemos, é que não há garantias

de que a varíola não ataque os vacinados, e que todos os casos de imunidade devam ser devidos à vacinação;
5) A vacina é uma substância imunda, e é uma tolice esperar que um tipo de imundície possa ser removido por outra.

Por esses e outros argumentos, essa Sociedade já produziu um grande volume de opinião pública posicionada contra a vacinação. Numa certa cidade, por exemplo, uma grande parte das pessoas se recusa a ser vacinada, e mesmo assim, as estatísticas mostram que elas estão singularmente livres de doenças. O fato é que apenas o autointeresse dos médicos impede a abolição dessa prática desumana, pois o medo de perderem as grandes rendas originadas dessa fonte cega-os para os incontáveis males que ela traz. Contudo, alguns médicos reconhecem esses males e são oponentes determinados da vacinação.

É claro que os objetores de consciência à vacinação deviam ter a coragem de enfrentar todas as penalidades ou perseguições a que possam ser passíveis por lei e defender suas convicções sozinhos contra o mundo inteiro, se for preciso. Os que objetam à vacinação com base na saúde deviam adquirir um domínio completo do assunto, para poder convencer outros da correção de suas opiniões, convertendo-os à adoção dessas opiniões na prática. Os que não têm opinião formada sobre o assunto, nem coragem suficiente para defendê-la, deveriam sem dúvida obedecer às leis, modelando sua conduta em deferência às opiniões e práticas do mundo à volta deles.

Os que objetam à vacinação devem observar ainda mais estritamente as leis da saúde já explicadas, pois a sua estrita observância assegura no sistema as forças vitais que contra-atacam todos os germes patológicos, sendo por isso a melhor proteção contra a varíola e contra todas as doenças. Se, enquanto objetam à introdução da venenosa vacina no sistema, cedem ao ainda mais fatal veneno da sensualidade, deviam sem dúvida perder o direito de pedir ao mundo que aceite as opiniões deles sobre a questão.

Quando a varíola surgir de fato, o melhor tratamento é o *pacote de lençóis úmidos*, que deve ser aplicado três vezes por dia. Ele alivia a febre e as feridas se fecham rapidamente. Não há nenhuma necessidade de se colocar óleos ou unguentos nas feridas. Se possível, devemos aplicar um cataplasmas de lama em um ou dois lugares. A dieta deve consistir em arroz e frutas frescas leves; todas as frutas oleaginosas, como tâmaras e amêndoas, devem ser evitadas.

Normalmente, com o *pacote de lençóis úmidos*, as feridas começam a cicatrizar em menos de uma semana. Se isso não ocorrer, significa que o veneno no sistema não foi expulso totalmente.

Em vez de encarar a varíola como uma doença terrível, devemos considerá-la um dos melhores expedientes da natureza para livrar o corpo do veneno nele acumulado, e para a restauração da saúde normal.

Após um ataque da varíola, o paciente continua fraco por algum tempo, e em certos casos, chega mesmo a padecer de outras doenças. Contudo, isso não é devido à varíola em si, mas aos remédios errados empregados para curá-la. Assim, o uso de quinino na febre resulta com frequência em surdez, e chega até a levar a uma forma extrema conhecida como *quininismo*. Do mesmo modo, o emprego do mercúrio nas doenças venéreas leva a muitas formas novas de doença. Assim também, na prisão de ventre, o uso muito frequente de laxantes provoca o aparecimento de males como as hemorroidas. O único sistema de tratamento consistente é o que tenta remover a causa básica da doença por meio de uma estrita obediência às leis fundamentais da saúde. Até os caros *bhasmas*, remédios supostamente infalíveis para tais doenças, têm na verdade um efeito altamente prejudicial, pois embora pareçam fazer algum bem, excitam as más paixões e levam finalmente à destruição da saúde. Depois que as vesículas no corpo dão lugar às cascas, devemos aplicar constantemente azeite de oliva nelas, e o paciente banhado todos os dias. Assim, as cascas cairão rapidamente e até os buracos logo desaparecerão, com a pele recuperando sua cor e frescor normais.

CAPÍTULO 16

OUTRAS DOENÇAS CONTAGIOSAS

Não temamos tanto a catapora quanto sua irmã mais velha, já que não é tão fatal, não desfigura a pessoa e assim por diante. Entretanto, é exatamente o mesmo que a varíola em outros aspectos e devemos lidar com ela do mesmo modo.

A peste bubônica é uma doença terrível, responsável pela morte de milhões de nossos compatriotas desde 1896, quando pela primeira vez surgiu na nossa terra. Apesar de todas as suas investigações, os médicos não conseguiram inventar um remédio seguro para ela. Hoje em dia, a prática da inoculação entrou em voga, e enraizou-se a crença de que ela pode deter um surto da praga. Contudo, a inoculação para ela é tão ruim e pecaminosa quanto para a varíola.

Embora nenhum remédio seguro tenha sido descoberto para a peste bubônica, nós nos arriscaremos a sugerir o seguinte tratamento para os que têm uma fé total na Providência, e que não temem a morte.

1) O *pacote de lençóis úmidos* deve ser aplicado logo que o primeiro sintoma de febre apareça;

2) Um espesso cataplasma de lama deve ser aplicado sobre o gânglio;
3) A alimentação do paciente deve ser completamente suspensa;
4) Se ele estiver com sede, que beba suco de limão misturado à água fria;
5) O paciente deve se deitar ao ar livre;
6) O paciente deve ter mais de uma pessoa para cuidá-lo.

Podemos afirmar confiantemente que, se a peste pode ser curada por algum tratamento, o tratamento é esse.

Embora a origem e as causas exatas da peste bubônica sejam ainda desconhecidas, não há dúvida de que os ratos têm algo a ver com a sua transmissão. Assim, temos que tomar todas as precauções, numa área infectada pela peste, para impedir a proximidade de ratos em nossas habitações. Se não conseguirmos nos livrar deles, devemos abandonar a casa.

O melhor remédio para prevenir um ataque da peste, claro, é seguir estritamente as leis da saúde – viver ao ar livre, comer alimentos saudáveis e com moderação, fazer exercício, manter sua casa arrumada e limpa, evitar maus hábitos e, em suma, levar uma vida de completa simplicidade e pureza. Mesmo em tempos normais, nossa vida deveria ser assim; em tempos de peste e outras epidemias, porém, temos que ser duplamente cuidadosos quanto a isso.

Os surtos de pneumonia são até mais perigosos. É um ataque súbito e quase invariavelmente fatal. O paciente tem febre muito alta, sente uma extrema dificuldade de respirar e, na maioria dos casos, fica inconsciente. Esse tipo de praga irrompeu em Johannesburgo em 1904 e, como já foi dito, apenas um homem sobreviveu entre os 23 atingidos pela doença. O tratamento para ela é o mesmo que para a peste bubônica, com a diferença de que, na pneumonia, o cataplasma deve ser aplicado nos dois lados do peito. Se não houver tempo para tentar o *pacote de lençóis úmidos,* um fino cataplasma de lama deve ser aplicado à cabeça do paciente. Desnecessário dizer que aqui, como em outros casos, a prevenção é melhor do que a cura.

Temos um medo tão terrível do cólera quanto da peste bubônica, mas, na realidade, essa doença é muito menos fatal. Contudo, enquanto o *pacote de lençóis úmidos* não faz nenhum efeito nele, o cataplasma de lama deve ser aplicado sobre o estômago; a parte onde houver sensação de formigamento deve ser aquecida com uma garrafa de água morna. Os pés do paciente devem ser esfregados com óleo de mostarda e sua alimentação totalmente suspensa. Devemos cuidar para que ele não fique alarmado. Se as evacuações forem frequentes demais, o paciente não deve ser tirado da cama repetidamente; um recipiente achatado deve ser colocado sob ele para recolher as fezes. Se tomarmos tais precauções no devido tempo, há pouco a temer.

Essa doença geralmente irrompe na estação quente, quando comemos todo tipo de frutas não maduras ou maduras demais sem moderação, além de nossa comida comum. Além disso, a água que bebemos nessa estação é geralmente suja, já que a quantidade dela em poços e tanques é pequena e não nos damos ao trabalho de fervê-la ou filtrá-la. É preciso lembrar que, se as fezes dos pacientes forem deixadas expostas, os germes da doença serão transmitidos pelo ar. De fato, quando consideramos a pouca atenção que se presta a esses fatos e princípios mais elementares, ficamos surpresos por não sermos atacados por essas terríveis doenças com mais frequência.

Durante a vigência do cólera, devemos ingerir alimentos leves e com moderação. Respirar também muito ar puro. A água que bebemos deve ser sempre cuidadosamente fervida, e filtrada com um pedaço de pano espesso e limpo. As fezes do paciente devem ser cobertas com uma grossa camada de terra. Na realidade, mesmo em tempos normais, devíamos invariavelmente cobrir as fezes com cinzas ou terra. Se o fizermos, o perigo da difusão da doença será muito menor. Até os animais, como o gato, por exemplo, tomam essa precaução; mas nesse aspecto, somos piores que eles.

É preciso também que fique gravado na cabeça das pessoas atingidas por doenças contagiosas – assim como nas das que estão em torno delas – que sob nenhuma circunstância cedam ao pânico, pois o medo sempre paralisa os nervos e aumenta o perigo da letalidade.

CAPÍTULO 17

MATERNIDADE E PARTO

Nos capítulos anteriores, destacamos a unidade da origem e tratamento de algumas doenças mais comuns. Na realidade, estamos conscientes de que os que são vítimas constantes das doenças e os que são continuamente oprimidos pelo medo da morte continuarão a se colocar nas mãos dos médicos, apesar de tudo que possamos dizer em contrário. Contudo, nos arriscaremos a pensar que haverá pelo menos alguns desejando curar-se de suas doenças por processos puramente naturais, de modo a evitar que elas os ataquem de novo. Tais pessoas certamente acharão que vale a pena seguir as orientações simples que estamos dando. Antes de concluir este livro, faremos também algumas sugestões sobre a maternidade e os cuidados com a criança, assim como sobre alguns acidentes comuns.

Para os animais inferiores, as dores do parto são totalmente desconhecidas. O mesmo deveria ser o caso para mulheres perfeitamente saudáveis. Na realidade, a maioria das mulheres do campo encaram o parto como uma questão muito comum; continuam a desempenhar suas tarefas normais quase até o último momento, e raramente sentem qualquer dor no momento de dar à luz. É sabido também que trabalhadoras braçais conseguem com frequência voltar ao trabalho quase imediatamente depois do parto.

Como é possível então que mulheres das pequenas e grandes cidades tenham que suportar tanta dor e sofrimento no parto? E por que precisam de tratamento especial antes e depois dele? A reposta é simples e óbvia. As citadinas levam uma vida pouco natural. Sua alimentação, costumes, modo de vida em geral ofendem as leis naturais da vida saudável. E mais: além de engravidarem numa idade prematura, são as tristes vítimas da lascívia dos homens mesmo após a gravidez, assim como imediatamente depois do parto, o que faz com que a concepção ocorra de novo num intervalo muito curto. Esse é o estado de completa desgraça e infelicidade em que muitas jovens e mulheres se encontram na Índia atualmente. Para mim, a vida em tais condições está pouco distante das torturas do inferno.

Enquanto os homens continuarem a se comportar tão monstruosamente, não haverá nenhuma esperança de felicidade para as mulheres. Muitos homens põem a culpa nelas, mas não é nosso escopo aqui pesar a culpa do homem e da mulher na questão. Estamos preocupados em reconhecer a existência do mal e apontar sua cura. As pessoas casadas deviam reconhecer, de uma vez por todas, que enquanto não cessar a fruição sexual dos homens em relação a mulheres numa idade prematura, e durante a gravidez e logo após o parto, dar à luz de modo fácil e sem dor continuará um sonho remoto na Índia. As mulheres aguentam silenciosamente as dores do parto, assim como o subsequente período de confinamento, com a noção errada de que são inevitáveis, mas não percebem quanto sua fraqueza e ignorância farão seus filhos crescerem mais fracos e cansados a cada dia. É um claro dever de homens e mulheres tentar impedir essa calamidade a qualquer custo. Se apenas um único homem e mulher cumprissem seu dever no assunto, isso significaria a elevação do mundo. E essa é claramente uma questão em que nenhum homem devia esperar pelo exemplo de outro.

Segue-se então que o primeiro dever do marido é abster--se totalmente do intercurso sexual com a esposa a partir do momento da concepção. E grande é a responsabilidade da esposa durante os nove meses seguintes. Ela deveria ser levada a perceber que o caráter do filho que nascerá vai depender inteiramente do tipo de vida e a conduta da mãe durante esse período sagrado. Se ela encher a própria mente com amor por todas as coisas boas e nobres, a criança manifestará a mesma disposição; por outro lado, se ceder à raiva e a outras paixões más, a criança necessariamente herdará isso. Portanto, nesses nove meses, a mulher deveria se engajar constantemente em boas obras, libertar a mente de todo o medo e preocupação, não dar espaço aos maus pensamentos ou sentimentos, deixar de lado todas as inverdades de sua vida, e não desperdiçar um momento em conversas ou feitos ociosos. O filho que nascer dessa mãe inevitavelmente será nobre e forte.

A mulher grávida, claro, deve manter seu corpo tão puro como sua mente, respirando bastante ar puro e comendo apenas alimentos comuns e saudáveis, que possa digerir facilmente. Se ela seguir todas as orientações dadas na questão da dieta etc., não terá absolutamente nenhuma necessidade de buscar a ajuda de médicos. Se ela sofrer de prisão de ventre, a proporção de azeite de oliva pode ser aumentada. E em casos de náusea ou vômito, deve tomar suco de limão com água, sem açúcar. Todas as especiarias e condimentos devem ser escrupulosamente evitados.

O anseio por diversas coisas diferentes que atinge a mulher grávida pode ser refreado com o uso dos *banhos Kuhne*, úteis também para aumentar sua força e vitalidade e no alívio das dores do parto. É também necessário blindar a mente contra tais anseios, cortando pela raiz cada desejo que surgir. Os genitores devem ter constantemente em mente o bem-estar da criança no ventre.

É também dever do marido evitar discussões com a esposa durante esse período, e conduzir-se de modo a deixá-la animada e feliz. As tarefas domésticas mais pesadas da esposa precisam ser retiradas de suas mãos, assim como é necessário que caminhe diariamente ao ar livre por algum tempo. Além disso, ela não deve tomar substância ou remédio algum durante esse período.

CAPÍTULO 18

OS CUIDADOS COM A CRIANÇA

Não vamos descrever neste capítulo os deveres de uma parteira ou ama de leite, mas apenas apontar os cuidados que a criança deve receber depois do nascimento. Não é preciso dizer aos que leram os capítulos anteriores como é prejudicial manter a mãe, durante o período de confinamento, num aposento escuro e mal ventilado, e fazê-la deitar numa cama suja com um fogo aceso sob a cama. Tais práticas, por mais que sejam honradas pelo tempo, acarretam mesmo assim consequências perigosas. Na estação do frio, sem dúvida, a mãe deve se manter aquecida, mas deve fazer isso usando bons cobertores. Se o apartamento é frio demais e necessita de um fogo aceso para aquecê-lo, este deve ser aceso fora do aposento e só levado para lá quando não houver mais fumaça; mesmo assim, não deve ser mantido sob a cama onde a parturiente se deita. O aquecimento também pode ser feito mantendo garrafas de água quente sobre a cama. Todas as roupas e lençóis devem ser cuidadosamente limpos depois do parto, e antes de serem usados de novo.

Como a saúde do bebê depende inteiramente da mãe, é necessário prestar uma atenção especial à dieta e ao seu modo de vida. Se for alimentada com trigo, abundantes frutas boas, como a banana-da-terra, e azeite de oliva, ela se sentirá aquecida e forte, e terá muito leite. O azeite de oliva leva características laxativas para o leite materno, servindo assim para manter a criança livre de prisão de ventre. Se a criança não está se sentindo bem, a atenção deve se voltar para o estado de saúde da mãe. Ministrar medicamentos à criança é o mesmo que matá-la, pois ela, com a constituição delicada, sucumbirá facilmente a seus efeitos venenosos. Assim, o remédio deve ser ministrado à mãe, para que as propriedades benéficas possam ser transmitidas à criança através do leite. Se a criança está com tosse ou intestino solto, como é frequente acontecer, não há motivo para alarme; devemos esperar um dia ou algo assim, entender a raiz do problema e então removê-lo. Fazer confusão a respeito do episódio e entrar em pânico só tornam as coisas piores.

Deve-se banhar a criança invariavelmente em água morna, assim como usar um mínimo de roupa; por alguns meses, o melhor é que não use nenhuma. Deve-se deitá-la num lençol branco fino e macio, e coberta com um tecido quente. Isso dispensará o uso de roupas, eliminará roupas sujas e tornará a criança vigorosa e forte. Um bom pano dobrado em quatro deve ser colocado sobre o cordão umbilical e mantido nessa posição por uma faixa. A prática de amarrar um fio no cordão umbilical e pendurá-lo no pescoço da criança é altamente prejudicial. A faixa do umbigo precisa ficar frouxa. Se a parte em torno do umbigo se tornar úmida, pode-se aplicar boa farinha de trigo bem peneirada sobre ela.

Enquanto o leite da mãe for suficiente, o bebê deve se alimentar exclusivamente dele; quando o leite se tornar insuficiente, pode-se usar como substituto o trigo frito, moído até virar pó, misturado com água quente e um pouco de jagra,[14] com bons resultados. Também especialmente benéfica é meia banana-da-terra bem amassada e misturada a uma colher de azeite de oliva. Se leite de vaca for dado ao bebê, deve ser no início, misturado com água na proporção de três para um, e, a seguir, aquecido até começar a ferver, adicionando-se então à mistura um pouco de puro jagra. Usar açúcar comum em vez da jagra é danoso. O bebê deve ser gradualmente habituado a uma dieta de fruta para que seu sangue possa continuar puro desde o início, e ele cresça viril e esperto. As mães que começam a alimentar os filhos com arroz, legumes e guando assim que eles têm dentes ou até antes, os prejudicam extremamente. Desnecessário dizer que café e chá devem ser estritamente postos de lado.

Quando a criança está grande o bastante para andar, podem vesti-la com uma *kurta*[15] ou algo parecido, mas ela deve continuar descalça a fim de que possa ter liberdade para andar à vontade. O uso dos sapatos impede a circulação livre do sangue e o desenvolvimento de pernas e pés fortes e vigorosos. Vestir a criança de seda e rendas, boné, casaco e ornamentos é uma prática bárbara. A tentativa de realçar por esses meios ridículos a beleza dada pela natureza só expõe nossa vaidade e ignorância. Deveríamos lembrar sempre que a educação da criança começa de fato ao nascer, sendo melhor que seja dada pelos próprios pais. O uso de ameaças e punições e o hábito de entupir os filhos de comida são um ultraje aos princípios da verdadeira educação. Como diz o antigo ditado, "tal pai, tal filho"; o exemplo e a prática dos pais moldam necessariamente a conduta e o caráter dos filhos. Se os pais são fracos, seus filhos também

---

[14] N.T.: Açúcar escuro, não refinado, obtido pela evaporação da seiva de diversas palmeiras ou extraído de cana-de-açúcar.
[15] N.T.: Camisa indiana solta.

crescerão fracos e frágeis; se os pais falam clara e nitidamente, os filhos também o farão; porém, se falam com um ceceio, os filhos aprenderão a fazê-lo. Se os pais dizem palavrões ou estão viciados em maus hábitos, os filhos os imitarão, desenvolvendo um mau caráter. De fato, não há campo algum da atividade humana no qual os filhos não imitem o exemplo dos pais. Vemos, portanto, como é grande a responsabilidade que repousa nos ombros dos pais. O primeiro dever de um homem é educar seus filhos para torná-los honestos e confiáveis, e um ornamento para a sociedade em que vivem. Nos reinos animal e vegetal, os rebentos invariavelmente imitam seus pais. Só o homem viola essa lei da natureza. Somente entre homens vemos discrepâncias como filhos maus nascidos de pais virtuosos, ou filhos doentios de pais saudáveis. Isso se deve ao fato de que nos tornamos genitores de modo negligente, quando não estamos ainda suficientemente maduros para assumir as responsabilidades do papel. É um solene dever de todos os pais virtuosos modelar seus filhos de um modo nobre. Isso requer que tanto o pai quanto a mãe tenham recebido eles próprios uma sólida educação. Quando os pais não receberam tal educação e têm noção de suas imperfeições, devem confiar os filhos aos cuidados de guardiões adequados. É uma tolice pensar que um caráter nobre pode ser obtido para os filhos meramente enviando-os para a escola. Quando a formação dada pela escola não é consistente com a que é dada em casa, não se pode esperar um aperfeiçoamento da criança.

Como já foi frisado, a verdadeira educação da criança começa no momento de seu nascimento. Os rudimentos do conhecimento são embebidos quase no decorrer da infância. Essa, na realidade, era a antiga tradição; a prática de mandar os filhos para a escola é uma criação de ontem. Se os pais cumprissem seu dever para com os filhos, não haveria limites para as possibilidades de avanço desses últimos. Entretanto, na realidade, transformamos nossos filhos em brinquedos. Nós os paramentamos com finas roupas e joias, os entupimos de doces e os mimamos desde nenéns com toques e carícias. E, em nossa falsa afeição por eles, nós os deixamos, sem controle, seguir seus caminhos. Se somos avarentos, sensuais, desonestos, preguiçosos e impuros, é de espantar que os filhos sigam nossos passos e revelem-se fracos, maus, egoístas, preguiçosos, sensuais e imorais? Deixemos que todos os pais responsáveis ponderem sobre essas questões, pois deles depende o futuro de nossa Terra.

CAPÍTULO 19

ALGUNS ACIDENTES: AFOGAMENTO

Voltemos agora nossa atenção para alguns dos acidentes mais comuns e nossos métodos de lidar com eles. Conhecimento sobre tais coisas é essencial para todos, a fim de que se possa ajudar as vítimas a tempo, e que se evite a perda de muitas vidas preciosas. Devíamos ensinar até as crianças a lidar com esses casos, para que se tornem, ao crescer, cidadãos bondosos e solícitos.

Primeiro, vamos lidar com o afogamento. Como o homem não pode viver sem ar por mais de cinco minutos no máximo, geralmente resta pouca vida num homem se afogando tirado da água. Providências imediatas, portanto, têm de ser tomadas para trazê-lo de volta à vida. Para isso, duas coisas precisam ser feitas primordialmente: respiração artificial e aplicação de calor. Não devemos esquecer que geralmente esses *primeiros socorros* têm de ser prestados ao lado de lagos e rios, onde nem todos os materiais necessários estão facilmente disponíveis. Tal ajuda só pode ter o máximo da eficácia quando há pelo menos dois ou três homens no local. O primeiro *ajudante* deve ser engenhoso, paciente e rápido; se ele perder a presença de espírito, nada poderá ser feito. Da mesma forma, o resultado desejado não será obtido se os outros ajudantes começarem a discutir sobre métodos ou detalhes; não haverá qualquer esperança para a vítima. O mais capacitado entre eles deveria assumir a liderança, com os outros seguindo implicitamente suas orientações.

Assim que o homem for tirado da água, suas roupas molhadas devem ser removidas e seu corpo enxugado. Então, é preciso deitá-lo de bruços, com as mãos sob a cabeça. A seguir, com nossas mãos em seu peito, devemos tirar a água e a sujeira que entraram em sua boca. Nesse instante, a língua que sai da boca da vítima precisa ser protegida com um lenço, ali mantido até que a consciência do afogado retorne. A seguir, ele deve ser virado e colocado em decúbito dorsal, com a cabeça e o peito erguidos um pouco acima dos pés. Um dos ajudantes deve se ajoelhar junto à cabeça da vítima e lentamente abrir seus braços, esticando-os de ambos os lados. Assim, as suas costelas se levantarão e o ar poderá entrar em seu corpo; suas mãos devem ser rapidamente unidas e dobradas sobre o peito, para que este possa se contrair e o ar ser expelido. Água fria e quente devem ser derramadas no peito da vítima. Se um fogo for aceso ou obtido, a vítima deve se aquecer junto a ele. Então, seu corpo será embrulhado com todas as roupas disponíveis e massageado para ser aquecido. Tudo isso precisa ser feito por um longo tempo sem se perder a esperança. Em alguns casos, tais métodos devem ser aplicados várias horas seguidas antes que a respiração seja recuperada. Assim que aparecer sinais de consciência, deve-se dar à vítima uma bebida quente. Suco de limão em água quente ou o cozimento de cravos, pimenta e casca de loureiro são especialmente benéficos. O cheiro do tabaco pode também se mostrar útil. Não se deve permitir que pessoas se amontoem em torno do paciente e obstruam a passagem livre do ar.

Em tais casos, os sinais de morte são os seguintes: o completo cessar da respiração e dos batimentos do coração e pulmões, como podem indicar uma pena de pavão mantida junto ao nariz da vítima ou um espelho sob sua boca sem que este fique embaçado; os olhos fixos meio abertos com pálpebras pesadas; os maxilares fixos; a boca espumando; nariz tornando--se vermelho; o corpo tornando-se pálido. Se todos esses sinais aparecerem simultaneamente, podemos concluir que o homem está morto. Em alguns casos raros, pode haver vida mesmo com todos esses sinais presentes. O único teste de morte conclusivo é a decomposição. Por isso, nunca se deve dar o paciente como perdido mesmo após uma longa e paciente aplicação das medidas mencionadas.

CAPÍTULO 20

ALGUNS ACIDENTES: QUEIMADURAS E ESCALDADURAS

É muito comum que fiquemos em pânico quando as roupas da vítima pegam fogo e, em vez de ajudar o ferido, pioramos as coisas por ignorância. Por isso, precisamos saber exatamente o que fazer em tais casos. Os que têm as roupas incendiadas não devem perder a presença de espírito. Se o fogo estiver apenas nas bordas da roupa, deve ser imediatamente abafado com as mãos; mas, se ele se espalhar por toda a roupa ou por grande parte dela, a vítima deve deitar imediatamente e rolar no chão. Se um tapete espesso estiver disponível, deve ser usado para se envolver o corpo acidentado com ele. Se houver água à mão, devemos derramá-la sobre a vítima. Assim que o fogo for extinto, precisamos verificar se há queimaduras em qualquer parte do corpo. A roupa geralmente gruda na pele onde há queimaduras; nesse caso, não deve ser arrancada, mas suavemente aparada com uma tesoura sem tocar nas partes afetadas, tomando-se cuidado para que a pele não seja removida. Imediatamente após, é necessário que cataplasmas de pura lama sejam aplicados em todos os lugares e mantidos na posição por meio de bandagens. Isso aliviará a queimadura no mesmo instante, diminuindo o sofrimento do paciente. Os cataplasmas podem ser aplicados nas partes da roupa que grudaram no corpo, devendo ser renovados assim que comecem a ressecar. Não há motivo para temer o toque da água fria.

Quando esse tipo de primeiros-socorros não é prestado, as orientações seguintes podem ser muito úteis: folhas frescas de banana-da-terra besuntadas de azeite de oliva devem ser aplicadas sobre as feridas. Se não houver folhas dessa fruta disponíveis, podemos usar pedaços de pano. Uma mistura de óleo de linhaça e água com limão em proporções iguais pode também ser aplicada com grande vantagem. As porções de tecido que aderirem às queimaduras podem ser facilmente removidas com uma mistura de leite morno e água. Deve-se remover a primeira bandagem de óleo depois de dois dias, aplicando-se posteriormente bandagens frescas a cada dia. Se bolhas se formarem na superfície queimada, elas devem ser furadas, mas a pele não precisa ser necessariamente removida.

Se a pele apenas ficar vermelha com a queimadura, nada mais eficaz do que a aplicação de um cataplasma de lama. No caso de queimaduras dos dedos, deve-se ter cuidado com a aplicação do cataplasma de modo que eles não fiquem unidos uns aos outros. Esse mesmo tratamento pode ser aplicado no caso das queimaduras de ácido e escaldaduras de todos os tipos.

CAPÍTULO 21

ALGUNS ACIDENTES: PICADA DE COBRA

Não há limite para as superstições que grassam entre nós em relação às serpentes. Desde tempos imemoriais, cultivamos um terrível medo da cobra; temos horror até de mencionar seu nome. Os hindus a cultuam, reservando um dia do ano (N*agapanchami*) para esse culto. Eles pensam que a terra se apoia na grande serpente Sesha. O deus Vishnu é chamado de Seshasayee, já que supostamente consulta o Deus-Serpente; e o deus Shiva é conhecido por portar uma guirlanda de serpentes em torno do pescoço. Dizemos que tais coisas não podem ser descritas mesmo por Adisesha, o que tem mil línguas, implicando nossa crença no conhecimento e discernimento da serpente. Diz-se que a serpente Karkotaka mordeu o rei Nala e o deformou, para que não sofresse nenhum dano no curso de suas peregrinações. Tais concepções são também encontradas em nações cristãs do Ocidente. Em inglês, descreve-se muitas vezes o homem como tão sábio e astucioso quanto a serpente. E a Bíblia diz que Satã assumiu a forma de serpente para tentar Eva.

O verdadeiro motivo para o horror popular à serpente é óbvio. Se o veneno dela se espalhar pelo corpo inteiro, segue-se a morte. Já que a morte é tão temida por nós, tememos o próprio nome de uma cobra. Na realidade, nosso culto à serpente é realmente baseado no medo. Se a serpente fosse uma pequena criatura, dificilmente seria cultuada por nós. Mas já que é uma criatura grande e estranhamente fascinante, tem de ser deificada e cultuada.

Os cientistas ocidentais de hoje em dia sustentam que a cobra é meramente uma criatura de instinto, e deve ser destruída onde quer que seja encontrada. Pelas estatísticas oficiais, não menos de 20 mil pessoas morrem na Índia a cada ano por picadas de cobra. A destruição de cada cobra venenosa é recompensada pelo Estado. A questão é: o país seria realmente beneficiado por isso de alguma forma? Através da experiência, descobrimos que a serpente nunca morde injustificadamente, mas apenas como medida retaliatória, quando é molestada de alguma forma. Não revelaria isso seu discernimento ou, pelo menos, sua inocência? A tentativa de livrar o Hindustão, ou qualquer parte dele, de cobras é tão ridículo e fútil quanto lutar com o ar. Pode ser possível impedir que as cobras venham para um determinado lugar por um sistemático processo de extermínio, mas isso nunca poderia ser feito em larga escala. Num país vasto como a Índia, seria um empreendimento completamente tolo tentar evitar picadas de cobras com a total destruição delas.

Não vamos esquecer que as serpentes foram criadas pelo mesmo Deus que nos criou e a todas as outras criaturas. Os desígnios de Deus são inescrutáveis, mas podemos ficar certos de que Ele não criou animais como o leão e o tigre, a serpente e o escorpião, para levar destruição à raça humana. Se as serpentes se reunissem em um Conselho e concluíssem que o homem foi criado por Deus para a destruição delas – vendo que ele geralmente as destrói assim que as encontra –, deveríamos aprovar sua conclusão? A resposta é certamente negativa. Do mesmo modo, estamos errados em considerar a serpente como uma inimiga natural do homem.

O grande São Francisco de Assis, que costumava perambular pelas florestas, não era ferido pelas serpentes ou pelos animais selvagens; ao contrário, tinha até familiaridade com eles. Da mesma forma, milhares de iogues e faquires habitam nas florestas do Hindustão entre leões, tigres e serpentes, mas nunca ouvimos dizer que morreram atacados por esses animais. Contudo, pode ser argumentado que eles certamente encontraram sua morte nas florestas, mas não sabemos muito a respeito disso porque moramos longe. Sem dúvida. Entretanto, não podemos negar que o número de iogues vivendo nas florestas não é nada em comparação com as serpentes e animais selvagens; portanto, se esses animais fossem realmente inimigos naturais do homem, toda a raça de iogues e outros habitantes das florestas deveriam ter se extinguido rapidamente, sobretudo porque não têm armas para se defender de seus ataques. Mas absolutamente não se extinguiram, e por isso podemos concluir que conseguiram viver nas florestas sem serem molestados por serpentes e animais selvagens. De fato, temos uma fé implícita na doutrina que, à medida que o homem não seja hostil a outras criaturas, elas não serão inimigas dele. O amor é o maior dos atributos do homem. Sem ele, o culto de Deus seria algo vazio. Em suma, o amor é a raiz de toda religião, seja lá qual for ela.

Além disso, por que não devemos encarar a crueldade da serpente e de outros animais selvagens meramente como produto e reflexo da própria natureza humana? Seremos menos mortíferos que eles? Nossas línguas não são tão venenosas quanto as presas da serpente? Não transformamos nossos inocentes irmãos em nossas presas da mesma forma que leões e leopardos? Todas as escrituras proclamam que quando o homem se tornar absolutamente inofensivo, todos os outros animais começarão a viver em termos de intimidade com ele. Quando feudos e conflitos tão ferozes quanto existem entre leões e cordeiros ocorrem em nosso próprio peito, é alguma surpresa que tais coisas acontecessem no mundo externo? Pois somos apenas o reflexo do mundo em torno de nós; todos os traços do mundo externo são refletidos no mundo interno de nossa mente. Quando mudarmos nossa natureza, o mundo em torno inevitavelmente mudará. Não descobrimos que o mundo assume um aspecto totalmente diferente para homens e mulheres que mudam sua natureza através da autodisciplina? Esse é o grande mistério da criação de Deus, assim como o grande segredo da grande felicidade. Nossa felicidade, ou o contrário dela, repousa inteiramente no que somos. Não temos qualquer necessidade de depender de outros nessa questão.

Nosso pretexto para escrever tanto sobre picadas de cobra é esse. Mais do que meramente prescrever a cura para tais picadas, pensamos que seria bom penetrar um pouco mais profundamente na questão e sublinhar o melhor modo de nos livrarmos desses medos tolos. Se um só leitor adotar na prática o princípio que estivemos discutindo, consideraremos nosso esforço amplamente recompensado. E mais: nosso objetivo em escrever tais páginas não é apenas transmitir os princípios higiênicos geralmente aceitos, mas ir à raiz do assunto, e lidar com os mais fundamentais princípios da saúde.

Investigações modernas demonstraram que o homem perfeitamente saudável, cujo sangue não foi maculado por excesso de calor, e cuja comida é saudável e *Sattvica*,[16] não é imediatamente afetado pelo veneno da cobra. Por outro lado, o efeito desse veneno é instantâneo e fatal no homem cujo sangue foi

---

[16] N.T.: Alimentação *Sattvica* – promove equilíbrio, pureza, espiritualidade e autoconhecimento.

maculado pela bebida e por comida não saudável. Um médico chega a dizer que o sangue do homem que abandona o sal e coisas semelhantes, vivendo exclusivamente de uma dieta de frutas, permanece tão puro que nenhum tipo de veneno tem efeito sobre ele. Eu mesmo não tive suficiente experiência pessoal para saber até que ponto isso é verdade. O homem que faz uma dieta sem sal e coisas semelhantes por um ou dois anos não pode ser considerado nesse estágio de perfeita imunidade, pois o sangue maculado e envenenado por práticas ruins e contínuas durante anos não pode voltar a seu estágio normal de pureza num curto período de tempo.

Foi também cientificamente demonstrado que o homem, sob influência do medo ou da raiva, é muito mais rapidamente afetado pelo veneno do que quando em condição normal. Todos sabem como o medo e a raiva fazem o pulso e o coração baterem mais rápido que o ritmo normal. E quanto mais rápido o fluxo de sangue nas veias, maior é o calor gerado. Esse, criado pelas más paixões, não é saudável, mas sim, extremamente prejudicial. A raiva é, de fato, uma variedade de febre. O melhor antídoto contra picada de cobra é ingerir comida pura e *Sattvica* com moderação, livrar a mente de todas as paixões más – como raiva e medo –, impedir-se de ceder ao pânico, reter perfeita autoconfiança no poder salvador de uma vida pura e devota e permanecer tranquilo na fé de que estamos sempre nas mãos de Deus, pois o espectro da vida que Ele nos permitiu pode ser diminuído ou excedido.

Doutor Fitz-Seaman, diretor do Port Elizabeth Museum que dedicou uma grande parte de sua vida à variedade e hábitos das serpentes, é uma importante autoridade em picadas desse animal e na sua cura. Ele nos contou que, como resultado de suas inúmeras experiências, a maioria das chamadas mortes por picada de cobra são na verdade causadas pelo medo e por remédios errados aplicados por charlatães.

Devemos lembrar que nem todas as serpentes são venenosas, nem a picada de todas as serpentes venenosas é imediatamente fatal. E mais, as serpentes nem sempre tem a oportunidade de injetar seu veneno no corpo das vítimas. Por isso, não devemos ceder ao pânico mesmo quando somos mordidos por uma serpente venenosa, sobretudo porque há remédios muitos simples disponíveis que podem ser aplicados por nós mesmos, sem a ajuda de outros.

A parte do corpo imediatamente acima da picada deve ser amarrada com uma bandagem apertada, que posteriormente deve ser fortalecida com lápis fortes e pedaços de madeira para que o veneno não possa percorrer as veias. Então, deve-se fazer um corte no ferimento com pouco mais de um centímetro de profundidade com a ponta fina de uma faca, para que o sangue envenenado possa fluir livremente; o furo deve ser preenchido com um pó vermelho escuro vendido nas lojas e conhecido como permanganato de potássio. Se este não estiver disponível, o sangue emanando do ferimento deve ser sugado e cuspido pelo próprio paciente ou por outra pessoa, até que todo o veneno seja removido. É claro que, nos casos do ferimento ser nos lábios ou na língua, não se deve sugar esse sangue envenenado. Tal tratamento deve ser aplicado dentro de sete minutos a partir do acidente, isto é, antes que o veneno tenha tempo de se difundir pelo corpo. Como já foi mencionado, o médico alemão que se especializou na cura pela lama afirma ter curado picadas de cobra enterrando o paciente na terra fresca. Embora eu não tenha experimentado usar lama em picadas de cobra, tenho uma fé ilimitada na eficácia de minha experiência em outros casos. Após a aplicação do permanganato de potássio (ou sugar o sangue como alternativa), deve-se aplicar um cataplasma de lama de dois centímetros e meio de espessura, e grande o suficiente para cobrir toda a região em torno e acima da parte afetada. Em toda as casas deve haver uma quantidade de terra bem peneirada até o pó numa lata, pronta para uso. Ela deve ser mantida exposta ao ar e à luz, e livre de umidade. Adequadas bandagens de pano precisam estar também ao alcance, quando necessárias, revelando-se úteis não apenas em picadas de cobra, mas também em outros casos.

Se o paciente perder a consciência e a respiração parecer ter cessado, o processo de respiração artificial já descrito no afogamento deve ser feito. Água quente ou, preferivelmente, uma decocção de cravos e casca de loureiro, são muito úteis para recuperar a consciência do indivíduo. O paciente deve ser mantido ao ar livre; porém, se seu corpo estiver frio, podemos empregar garrafas de água quente ou, para produzir calor, esfregar o seu corpo com um pedaço de flanela mergulhado em água quente e torcido.

CAPÍTULO 22

ALGUNS ACIDENTES: PICADA DE ESCORPIÃO ETC.

A conhecida expressão "Que Deus não dê a ninguém a dor da picada do escorpião" mostra quão intensa é essa dor. Na verdade, ela é mais aguda até do que a da picada de cobra, mas não a tememos tanto já que é muito menos fatal. De fato, como diz o doutor Moor, o homem cujo sangue é perfeitamente puro tem pouco a temer da picada do escorpião.

O tratamento para essa picada é muito simples. Faz-se um corte com uma faca de ponta aguda na parte afetada e suga-se de leve o sangue que sair do ferimento. Coloca-se uma pequena bandagem, bem apertada, acima dessa parte para impedir a difusão do veneno, enquanto um cataplasma de lama dará um imediato alívio à dor.

Alguns autores nos aconselham a amarrar uma espessa bandagem de pano sobre a área afetada, embebido com uma mistura de vinagre e água em iguais proporções, ou manter a região em torno do ferimento imerso na água salgada. Mas o cataplasma de lama é o mais eficaz remédio de todos, como pode ser testado pessoalmente pelos que tiverem o infortúnio de serem picados por escorpiões. O cataplasma deve ser o mais espesso possível; mesmo dois quilos e meio de lama não seriam demais para o objetivo. Se a picada for no dedo, por exemplo, o cataplasma deve se estender até o cotovelo. Se a mão for mergulhada por algum tempo na lama úmida em uma vasilha bem larga, isso produzirá um instantâneo alívio à dor.

As picadas dos centípedes e outras semelhantes devem receber exatamente o mesmo tratamento dado à picada dos escorpiões.

CONCLUSÃO

Já disse tudo que pretendia transmitir sobre a questão da saúde. Agora, antes de me despedir dos leitores, direi uma ou duas palavras sobre meu objetivo ao escrever estas páginas.

Uma pergunta que me tenho feito repetidamente no decorrer deste livro é: por que eu, dentre todas as pessoas, deveria escrevê-lo? Existe alguma justificativa para alguém que não é médico, cujo conhecimento das questões abordadas nestas páginas deve ser necessariamente imperfeito, escrever um texto desse tipo?

Minha defesa é a seguinte. A própria *ciência* da medicina baseia-se em conhecimento imperfeito, na maior parte do qual, mero charlatanismo. Seja como for, este livro foi impulsionado pelos motivos mais puros. E também nem tanto para mostrar como curar doenças, mas sim, enfatizar os meios de preveni-las. Um pouco de reflexão mostrará que a prevenção da doença é uma questão comparativamente simples, não requerendo muitos conhecimentos especializados, embora de modo nenhum seja fácil colocar esses princípios em prática. Nosso objetivo tem sido mostrar a unidade da origem e tratamento de todas as doenças a fim de que todos possam aprender a tratá-las eles próprios quando elas surgirem, como geralmente fazem, apesar dos cuidados na observância das leis da saúde. Mas, afinal de contas, por que uma boa saúde é tão essencial, tão ansiosamente buscada? Nossa conduta habitual parece indicar que damos pouco valor à saúde. Se esta é buscada para que possamos ceder ao luxo e ao prazer, ou para nos orgulharmos de nosso corpo, olhando-o como um fim em si, então seria de fato bem melhor que tivéssemos corpos maculados com sangue ruim, gordura e coisas semelhantes. Todas as religiões concordam em considerar o corpo humano como uma morada de Deus. O corpo nos foi dado na compreensão de que, por meio dele, devemos prestar um devotado serviço a Deus. Nosso dever é manter o corpo puro e imaculado por dentro e por fora, de modo a devolvê-lo ao Criador, quando chegar a hora, no estado de pureza em que o recebemos. Se preenchermos os termos do contrato para satisfação de Deus, Ele certamente nos recompensará e nos fará herdeiros da imortalidade.

Aos corpos de todos os seres criados foram dados os mesmos sentidos e a mesma capacidade para enxergar, ouvir, sentir odores e assim por diante, mas o corpo humano é supremo entre eles todos, e por isso o chamamos de *Chintamani*, ou doador de todo o bem. Só o homem pode cultuar Deus com conhecimento e compreensão. Quando a devoção a Deus é despida de compreensão, não haverá a verdadeira salvação; e sem salvação, não poderá haver a verdadeira felicidade. O corpo só pode prestar um verdadeiro serviço se o considerarmos um templo de Deus e usá-lo para o culto divino; de outro modo, não é mais do que um sujo vaso de ossos, carne e sangue, e o ar e a água que saem dele são piores que veneno. As coisas que saem do corpo através dos poros e outras passagens são tão imundas que não podemos tocá-las ou mesmo pensar nelas sem nojo;

e um grande esforço é necessário para manter o corpo toleravelmente limpo. Não seria extremamente vergonhoso que, por causa dele, nos inclinássemos para a falsidade e o engano, em práticas licenciosas ou até pior? Não é também vergonhoso que, por causa desses vícios, devemos ficar tão ansiosos em preservar essa nossa frágil carcaça a qualquer custo? Essa é a verdade da questão sobre o nosso corpo; pois as próprias coisas que são melhores ou mais úteis têm, inerentes a elas, a capacidade de um mal que corresponde ao bem. De outro modo, dificilmente seríamos capazes de apreciá-las em seu verdadeiro valor. A luz do sol, fonte da nossa vida e sem a qual não podemos viver por uma hora, pode também queimar todas as coisas até às cinzas. Da mesma forma, um rei pode fazer um infinito bem a seus súditos, ou ser a fonte de um mal inimaginável. De fato, o corpo pode ser um bom servo; mas quando se torna senhor, seus poderes do mal se tornam ilimitados.

Há uma luta incessante entre nossa alma e Satã pelo controle do nosso corpo. Se a alma conquistar a ascendência, o corpo se torna um potente instrumento de Deus; mas se o demônio sair vitorioso da luta, o corpo se torna um celeiro de vícios. O próprio inferno seria preferível ao corpo que é escravo do vício, que é constantemente preenchido com matéria putrefata e que emite odores imundos, cujas mãos e pés são empregados em feitos indignos, cuja língua é empregada em comer coisas que não deveriam ser comidas, no uso de linguagem que não deveria ser expressada, cujos olhos são empregados em coisas que não deveriam ser vistas, cujos ouvidos são empregados em ouvir coisas que não deveriam ser ouvidas, e cujo olfato é empregado em sentir o cheiro de coisas que não deveriam ser cheiradas. Contudo, embora o inferno nunca possa ser tomado equivocadamente pelo céu por ninguém, nosso corpo, transformado em pior que o inferno por nós mesmos, é estranhamente encarado por nós como algo quase celestial, tão monstruosa é a nossa vaidade e tão lamentável nosso orgulho nessa questão! Os que fazem uso de um palácio como uma latrina, ou vice-versa, certamente colherão o fruto de sua loucura. Da mesma forma, se nosso corpo estiver realmente nas mãos do demônio, nossa fantasia será de estarmos gozando de verdadeira saúde, e só podemos agradecer a nós mesmos as terríveis consequências que certamente se seguirão.

Concluindo, nossa tentativa nestas páginas foi ensinar a grande verdade: que a saúde perfeita só pode ser alcançada vivendo-se em obediência às leis de Deus e desafiando o poder de Satã. A verdadeira felicidade é impossível sem a verdadeira saúde, e a verdadeira saúde é impossível sem um rígido controle do paladar. Todos os outros sentidos automaticamente cairão sob nosso controle quando o paladar for controlado. Quem conquistou seus próprios sentidos realmente conquistou o mundo inteiro e tornou-se uma parte de Deus. Não podemos perceber Rama lendo o *Ramayana*, ou Krishna lendo o *Gita*, ou Deus lendo o *Corão*, ou Cristo lendo a *Bíblia*; o único modo de ter consciência deles é desenvolver um caráter puro e nobre. O caráter é baseado na ação virtuosa, e a ação virtuosa enraíza-se na Verdade. A Verdade, então, é a fonte da fundação de todas as coisas que são boas e grandiosas. Assim, perseguir destemida e inflexivelmente esse ideal, bem como o da Integridade, é a chave básica da verdadeira saúde e de todo o resto. E se fomos bem-sucedidos (em qualquer medida) em levarmos isso aos leitores, nosso objetivo ao escrever estas páginas terá sido amplamente alcançado.

Esta obra foi composta pela Casa de Ideias em
ITC Novarese Std corpo 10,5 e impressa pela Gráfica PSI7
sobre papel Pólen Soft 80 gramas para a
Editora Octavo em agosto de 2019.